Prof. Dr. med. Linus Geisler

Die Patientenfibel

Alle Laborwerte von A–Z

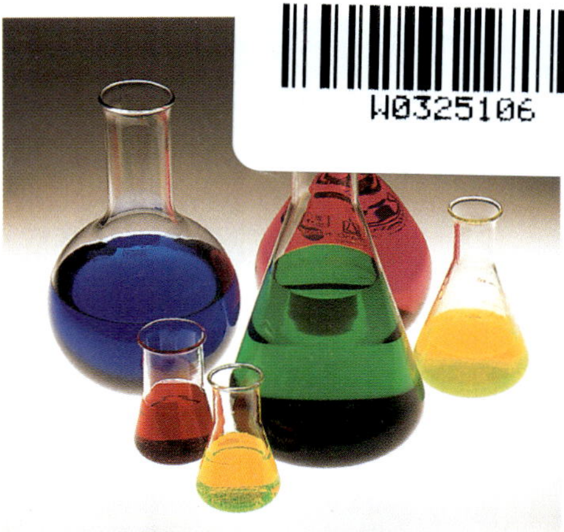

NAUMANN & GÖBEL

Wichtiger Hinweis:

Dieses Buch wurde nach dem aktuellen Wissensstand sorgfältig erarbeitet. Dennoch erfolgen alle Angaben ohne Gewähr. Der Verlag haftet nicht für eventuelle Nachteile und Schäden, die aus den im Buch gemachten praktischen Hinweisen resultieren.
Die in diesem Buch enthaltenen Ratschläge ersetzen nicht die Untersuchung und Betreuung durch einen Arzt. Vor Durchführung einer Selbstbehandlung sollte ein Arzt konsultiert werden, insbesondere wenn Sie an Gesundheitsbeschwerden leiden, regelmäßig Medikamente zu sich nehmen oder schwanger sind.

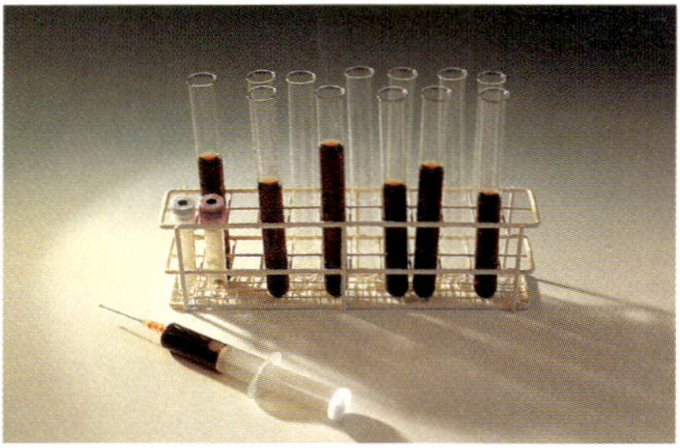

Naumann & Göbel Verlagsgesellschaft mbH
in der VEMAG Verlags- und Medien Aktiengesellschaft, Köln
Autor: Prof. Dr. med. Linus Geisler
Umschlagmotive: Braun AG, Kronberg (2)
Linus Geisler, Gladbeck (1), Paul Hartmann AG, Heidenheim (5)
MEV, Augsburg (5), Bild-Archiv Okapia, Frankfurt (8)
Werksfoto der Siemens AG, Erlangen (1)
Abbildungen: Bild-Archiv Okapia, Frankfurt (S. 1, S. 2, S. 27)
Gesamtherstellung: Naumann & Göbel Verlagsgesellschaft mbH, Köln

Dieses Werk berücksichtigt die neue deutsche Rechtschreibung

ISBN 3-625-10813-5

INHALT

LABORWERTE

Blut ist ein ganz besondrer Saft
(Mephisto zu Faust, Faust I)

DIE WELT DER LABORWERTE

Ein großes klinisches Labor kann heute weit über 500 »Laborwerte« bestimmen, und alle paar Monate kommen neue Werte hinzu. Schon der Fachmann hat Mühe, hier den Überblick zu behalten. Der Patient als Laie sieht sich einem undurchdringlichen Dschungel an Messwerten (von **A**drenalin bis **Z**ytokinen) und Messgrößen (mmol/l, ng/ml, g/dl, nmol/Tag) gegenüber. Es ist verständlich, dass er Genaueres über diese Laborwerte, die offensichtlich viel mit seiner Gesundheit oder Krankheit zu tun haben, wissen will. Der Versuch, als einsamer Autodidakt Licht in den Dschungel zu bringen, ist begreiflich, aber nicht ganz ohne Risiko. Denn:

- Laborwerte sind keine Diagnosen
- Laborwerte können nicht mit Krankheitsbildern gleichgesetzt werden
- Auch ein gesunder Mensch kann durchaus von der »Norm« abweichende Laborwerte aufweisen
- Mit der Anzahl der bestimmten Laborwerte steigt statistisch das Risiko von Fehlbestimmungen

TÜCKEN UND FALLEN

Wer bei sich 100 Laborwerte bestimmen lässt, muss davon ausgehen, dass 3–5 % rein methodisch bedingt nicht mehr innerhalb der Grenzen liegen, die nach statistischen Gesichtspunkten als »normal« bezeichnet werden, auch wenn er völlig gesund ist. Die zynisch anmutende Definition »Gesund ist, wer nicht gründlich genug untersucht wurde« enthält heute bei der Flut von technischen Untersuchungsmöglichkeiten durchaus ein Fünkchen Wahrheit.

Laborwerte können zu einer fixen Idee werden, weil sie bestimmten Modeströmungen entsprechen. Ein typisches Beispiel ist die häufige Überschätzung des Cholesterinwertes. Kein Laborwert ist bei Patienten selbst jenseits des 80. Lebensjahres so beliebt wie »das Cholesterin«, obwohl bei einem sonst gesunden Menschen im hohen Lebensalter ein deutlich von der Norm nach oben abweichender Cholesterinwert ohne jede Konsequenz ist. Schon gar nicht ist eine Behandlung mit teuren »Cholesterinsenkern« gerechtfertigt. Hundert Kapseln eines gängigen Präparates kosten immerhin an die 250 DM! Tragischer ist, dass sich viele Tumorpatienten selbst nach erfolgreicher Behandlung (Operation, Chemotherapie, Bestrahlung) im beschwerdefreien Zustand sklavisch an die Werte sogenannter Tumormarker halten und so ihre Freude an der gelungenen Therapie getrübt wird.

Eine klassische Falle ist die Verwechslung eines Laborwertes mit einem Krankheitsbild. Beispiel: Jeder weiß, dass für die Zuckerkrankheit (Diabetes mellitus) erhöhte Blutzuckerwerte typisch sind. Aber der Umkehrschluss »erhöhter Blutzucker = Diabetes«

ist unzulässig. Denn erhöhte Blutzuckerwerte können viele andere Ursachen haben. So kann der Blutzucker auch erhöht sein im Stress, direkt nach einem Herzinfarkt, infolge zuckerhaltiger Infusionen, bei Bauchspeicheldrüsenentzündung, Infektionen u. v. m. Andererseits kann der gut eingestellte Zuckerkranke durchaus normale Blutzuckwerte haben (beim jungen Diabetiker ist dies das Behandlungsziel!).
Viele Patienten bedenken nicht, dass Laborwerte häufig nur Momentaufnahmen darstellen, die sich innerhalb kurzer Zeit ändern können. Dies bedeutet, dass eine Einzelmessung oft nur eingeschränkte Aussagekraft besitzt.
Beispiele: Die weißen Blutkörperchen können nach körperlicher Anstrengung kurzfristig ansteigen, dann aber wieder absinken. Das Enzym CK, das für die Herzinfarktdiagnose wichtig ist, kann auch nach einer kräftigen Massage oder intensiver sportlicher Betätigung ansteigen, normalisiert sich aber in ein bis zwei Tagen.

Also Vorsicht: Lassen Sie sich durch Laborwerte nicht

- zum Kranken abstempeln
- die Lebensfreude trüben
- Geld aus der Tasche ziehen oder
- dazu verleiten, Laborwertfetischist zu werden!

DAS VERHÄLTNIS LABORWERT – PATIENT – ARZT

Welche Bedeutung und welchen Nutzen haben dann aber Laborwerte überhaupt? Der Sinn der Erhebung von Laborwerten besteht darin, dass sie

- dem Arzt bei der *Diagnosestellung* und *Behandlungsentscheidung* von Nutzen sind,
- wichtige Bausteine in ärztlichen *Entscheidungsprozessen* darstellen,
- Aussagen über den *Verlauf* einer Erkrankung erlauben (zum Beispiel: Verhalten der Transaminasen im Verlauf einer Hepatitis) und
- in Grenzen auch der *Unterscheidung* von Gesunden, Kranken oder Gefährdeten dienen.

Ein einzelner von der Norm abweichender Laborwert kann aber so gut wie nie mit einer Krankheitsdiagnose gleichgesetzt werden!

Laborwerte können also sehr wertvolle Instrumente für den Arzt darstellen, um eine Diagnose zu sichern, die gezielte Behandlung festzulegen und den Krankheitsverlauf zu kontrollieren.

Aber nur:

- im Zusammenspiel mit seiner *klinischen Erfahrung,*
- unter Berücksichtigung *anderer Untersuchungsbefunde* und der *Individualität des Patienten!*

Ansonsten wird die Bestimmung von Laborwerten zum russischen Roulette oder sinnlosen Nullsummenspiel.

WAS WILL DIESE FIBEL?

Die richtige Bewertung von Laborwerten kann nur innerhalb der »Dreiecksbeziehung« Laborwert – Patient – Arzt wirklich gelingen. Auch wenn Ihr Arzt über die richtige Interpretation Ihrer Laborwerte entscheidet, fällt Ihnen keineswegs eine rein passive Rolle zu. Ohne Kooperation des Patienten kann eine erfolgreiche Betreuung und Behandlung nicht gelingen. Das »Krankheitskonzept« von Patient und Arzt soll sich möglichst ähneln.

Dies aber setzt voraus, dass der Patient zumindest soviel über seine Krankheit weiß, dass ihm eine sinnvolle Mitarbeit möglich ist (der moderne Ausdruck dafür heißt *Compliance).* Auch er soll im Rahmen seiner Möglichkeiten »Fachmann« seiner Krankheit sein. Dies gilt ganz besonders für chronische Krankheiten wie Diabetes oder Bluthochdruck. Ein solches Wissen ist für ihn eine wertvolle Motivationshilfe und zugleich ein Schutz gegenüber Ängsten durch Fehlinterpretation von Untersuchungsergebnissen. Gerade die Flut heute verfügbarer Laborwerte kann leicht zu einer unerschöpflichen Quelle von Missdeutungen und Ängsten werden.

Darüber hinaus interessieren sich viele Menschen für die Möglichkeiten der modernen Medizin; dazu zählen sicher auch Laborwerte, die Auskunft über die unterschiedlichsten Zustände und Vorgänge des menschlichen Körpers geben: Wie funktioniert die Leber? Arbeitet die Schilddrüse normal? Ist der Gehalt an Eisen im Körper ausreichend? Über welche Abwehrkräfte verfüge ich? Wie ist Blut (und andere Körperflüssigkeiten und -gewebe) beschaffen? Es gibt ein legitimes Interesse an medizinischen Daten und Fragen, auf die diese Fibel eine verständliche Antwort geben will.

- Welche Laborwerte gibt es?
- Wo liegen die Normalwerte (Referenzwerte)?
- Aus welchen Körpermaterialien sind Bestimmungen möglich (Blut, Urin, Stuhl etc.)?
- Welche Bedeutung kommt bestimmten Laborwerten zu?
- Welche Laborwerte sind jeweils für Diagnose, Behandlung und Verlauf bestimmter Krankheitsbilder wichtig (z. B. Verdauungskrankheiten, Stoffwechselstörungen, Infektionskrankheiten)?
- Was kosten bestimmte Laboruntersuchungen?

In Beantwortung dieser Fragen werden Ihnen zwei Wege zum besseren Verständnis von Laborwerten angeboten: Eine krankheitsorientierte Darstellung von Laborwerten und eine alphabetische Auflistung von Laborwerten im Sinne eines Nachschlagebüchleins.

WAS HEISST EIGENTLICH »NORMAL«?

Von Patienten hören wir: Mein Arzt hat gesagt, meine Leberwerte sind ganz normal. Oder: Mein Blutbild ist nicht normal. Aber was heißt eigentlich »normal«? Diese Frage ist schwerer zu beantworten als man zunächst glaubt. Die Antwort ist aber für die richtige Einordnung von Laborwerten von großer Bedeutung.
Wer in einem Lexikon die Antwort sucht, wird finden, dass normal ganz allgemein bedeutet: der Norm, der Regel entsprechend; gewöhnlich, üblich. Diese Auskunft hilft herzlich wenig weiter, solange wir nicht wissen, was Norm bedeutet, wer die Regel aufstellt

oder was man unter »gewöhnlich« versteht. Diese Begriffe bekommen erst einen Sinn, wenn wir wissen, unter welchen Bedingungen etwas gemessen wurde und nach welcher Übereinkunft (z. B national oder international) eine Norm festgelegt wird.
Natürlich kann man sehr pragmatisch vorgehen und beispielsweise den Gehalt an Blutfarbstoff (Hb = Hämoglobin) in einer repräsentativen Gruppe in der gesunden Bevölkerung messen und den statistischen Mittelwert zur Norm erklären. Aber das Problem wird rasch offensichtlich: Wie ist *gesunde Bevölkerung* definiert? Der Begriff *Normalwert* ist daher nicht sehr glücklich, denn wer sollte oder kann festlegen, was normal ist? Was wir als Normalwert bezeichnen, ist ein statistischer Mittelwert, der unter exakt bestimmten Bedingungen, die in der Regel international festgelegt wurden, gemessen wurde und der sich auf eine (meist ebenfalls international definierte) »Norm« bezieht. Es ist daher ehrlicher und auch allgemein üblich, von *Referenzwerten* zu sprechen.

Heute werden im Allgemeinen nicht Normalwerte, sondern *Referenzwerte* für Laborwerte angegeben.

Hinzu kommt, dass Laborwerte von einer ganzen Reihe von Faktoren abhängen, die teils konstant, teils veränderlich sind.
Ein typisches Beispiel ist das Geschlecht: So sind die Referenzwerte für Eisen, den roten Blutfarbstoff, die Harnsäure im Serum, das Cholesterin und viele andere für Frauen niedriger als für Männer. Andererseits sind Geschlechtshormone, die in den weiblichen Eierstöcken gebildet werden (Östrogene), natürlich nur bei geschlechtsreifen Frauen im Serum nachweisbar, schwanken aber stark im Verlauf des Monatszyklus.

Abhängig vom Alter können sich Referenzwerte ganz erheblich unterscheiden: Der Referenzwert für das Enzym alkalische Phosphatase liegt für Kinder bis zu dreimal so hoch (bis 700 U/l) wie für Erwachsene (200 U/l), weil es für das Knochenwachstum eine große Rolle spielt.
Es gibt erhebliche Unterschiede zwischen verschiedenen Völkergruppen: während bei Mitteleuropäern die Blutgruppe 0 mit 43 % am häufigsten ist, findet sich in anderen Regionen und bei anderen Völkergruppen eine völlig andere Blutgruppenhäufigkeit.
Die Ernährung hat Einfluss auf Blutfette, Harnsäure im Blut, Blutzucker und den Mineral- und Vitaminhaushalt. Bei der Hormonproduktion spielen tageszeitliche Rhythmen eine große Rolle. So gilt für das in der Nebennierenrinde gebildete Hormon Cortisol morgens um 8 Uhr ein Referenzwert von 5–25 µg/dl, um 24 Uhr aber nur bis 5 µg/dl. Genussmittel haben Einfluss auf bestimmte Laborwerte. So beeinflusst das Rauchen die Zahl der weißen Blutkörperchen, die Gerinnungsfaktoren oder bestimmte Tumormarker.

Faktoren, die Laborwerte beeinflussen können:

- Geschlecht
- Alter
- Völkergruppe, Geographie
- Ernährung
- Medikamente
- Tagesrhythmus
- Körperliche Aktivität
- Medikamente
- Genussmittel

WIE SICHER SIND LABORWERTE?

Als Patient erwarten Sie zu Recht, dass die bei Ihnen bestimmten Laborwerte »richtig« sind, mit anderen Worten, dass Sie von einer hohen Qualität ausgehen können. »Qualitätssicherung« ist daher für medizinische Laboratorien ein absolutes Muss.

In Deutschland hat die Bundesärztekammer Richtlinien zur Qualitätssicherung in medizinischen Laboratorien bereits 1988 herausgegeben. Da sie Bestandteil der Eichordnung der Bundesrepublik Deutschland sind, haben sie Gesetzeskraft. Der Staat überwacht mit seinen Eichbeamten die Einhaltung dieser Vorschriften. Die Richtlinien schreiben für die 47 wichtigsten Messgrößen in Blut und Urin genau vor, welche Maßnahmen zur Sicherung der Qualität durchgeführt werden müssen.

Ein ganz wichtiges Kontrollverfahren spielen dabei die sogenannten *Ringversuche,* an denen jedes Labor zweimal im Jahr teilnehmen muss: Proben desselben Untersuchungsmaterials (z. B. Serum) müssen von den am Ringversuch teilnehmenden Laboratorien untersucht werden. Die Ergebnisse werden mit den bereits vorliegenden Zielwerten verglichen. Die Laborleiter erhalten dann, wenn die Bestimmung richtig ist, ein Zertifikat, das für 12 Monate gültig ist. Ohne gültiges Zertifikat darf die entsprechende Laboruntersuchung nicht durchgeführt werden.

Sie sehen also, dass Sie heute bei uns von einem hohen Qualitätsniveau der Laboratorien ausgehen dürfen. Dennoch können Laborwerte zwischen einzelnen, auch optimal arbeitenden Labors

Unterschiede aufweisen, weil mit unterschiedlichen Methoden gearbeitet wird. Dies schränkt die Vergleichbarkeit unter Umständen ein.

Laborwerte sollten möglichst immer im gleichen Labor kontrolliert werden.

DER GESUNDHEITS-CHECK-UP

Der Gesundheits-Check-up ist ein Angebot der gesetzlichen Krankenkassen an alle Mitglieder, die 35 Jahre oder älter sind. Privatpatienten können die Rechnung für den Gesundheits-Check-up bei ihrer Kasse einreichen.
Ziel des Gesundheits-Check-up ist es, nach ersten Anzeichen vor allem folgender Krankheiten zu suchen: Herz-Kreislauf-Erkrankungen, Nierenschäden, Zuckerkrankheit, Gicht und Fettstoffwechselstörungen.
Der Arzt erhebt die Anamnese (Vorgeschichte), fragt nach aktuellen Beschwerden und nach bestimmten Krankheiten in Ihrer Verwandschaft. Bei der körperlichen Untersuchung prüft er Herz und Kreislauf, Lungen und innere Organe. Er veranlasst folgende Laboruntersuchungen:

- Blut: Zucker, Cholesterin, Harnsäure, Kreatinin
- Urin: Teststreifen auf Zucker, Nitrit, Eiweiß sowie rote und weiße Blutkörperchen

Bei erhöhtem Blutdruck oder Herzrhythmusstörungen wird ein EKG (Elektrokardiogramm) veranlasst. Den Abschluss des Gesundheits-Check-up bildet das ärztliche Beratungsgespräch. Sinn macht der Gesundheits-Check-up freilich nur, wenn er zu einer gesunden Lebensführung beiträgt.

IN WELCHEN KÖRPERMATERIALIEN KÖNNEN LABORWERTE BESTIMMT WERDEN?

Untersuchungsmaterialien für Laborwerte

Häufig	Seltener
Blut (Serum, Plasma)	Liquor
Urin	Sperma
Stuhl	Knochenmark
Auswurf (Sputum)	Punktate (Lunge,Gelenke usw.)
	Schweiß
	Abstriche
	Biopsien (Gewebeproben)
	Magensaft
	Fruchtwasser
	Galle
	Bronchoalveoläre Lavage (Spülflüssigkeit aus den Bronchien)
	Tränenflüssigkeit

Als Patient denken Sie wahrscheinlich vor allem an Blut- und Urinuntersuchungen. Laborproben aus diesen Körpermaterialien sind sicherlich am häufigsten und wichtigsten. Aber es gibt nahezu kein organisches Material, das nicht untersucht werden könnte.

Blutuntersuchungen

Das Blut setzt sich aus den Blutzellen und einer Flüssigkeit, dem Blutplasma, im Verhältnis von etwa 40 : 60 zusammen.
Die Blutzellen bestehen aus den roten und weißen Blutkörperchen und den Blutplättchen (Erythrozyten, Leukozyten, Thrombozyten).
Das Blutplasma enthält vor allem Eiweiß, Fett, Zucker, Mineralstoffe und Stoffwechselprodukte, aber auch nahezu unzählige andere Substanzen: Hormone, Vitamine, Spurenelemente, Medikamente usw.
Für die meisten Laboruntersuchungen wird *Serum* benötigt: Man lässt das Blut gerinnen und zentrifugiert es anschließend. Die gelblich klare Flüssigkeit, die man dabei gewinnt, ist das Serum. Es enthält keine Zellen und keine Blutgerinnungsfaktoren.
Plasma erhält man, wenn man ungerinnbar gemachtes Blut stehen lässt. Die festen Bestandteile sinken zu Boden. Die als Überstand sichtbare gelbliche Flüssigkeit ist das Plasma. Da es Blutgerinnungsfaktoren enthält, wird es vor allem zur Kontrolle der Blutgerinnung verwendet.

Blutentnahmen können erfolgen:

- Aus einer Vene, meist in der Ellenbeuge mit einer Kanüle
- Aus einem kleinen Blutgefäß (Kapillare) am Finger oder Ohrläppchen = Kapillarblut (z. B. für Blutzuckerbestimmungen)
- Aus einer Arterie (Handgelenk, Leiste), wenn arterielles Blut benötigt wird (meist zur Messung des Sauerstoffgehaltes)
- Bei Kleinkindern aus der Ferse = Kapillarblut

Keineswegs für alle Laborwerte muss das Blut nüchtern abgenommen werden. Fragen Sie Ihren Arzt. Für manche Bestimmungen ist die Blutentnahme 1–2 Stunden nach dem Essen sogar günstiger. So sagt der postprandiale (= nach dem Essen) gemessene Blutzuckerwert häufig mehr aus als der Nüchternblutzucker. Für planbare Blutentnahmen gilt jedoch im Allgemeinen:

- Morgens zwischen 7:00 und 9:00 Uhr
- Aus der Vene
- Am nüchternen Patienten (vor Medikamenteneinnahme)
- Ohne körperliche Anstrengung in den letzten 2–3 Stunden
- Nach vorherigem Liegen über 15–30 Minuten

Dass verschiedene Röhrchen zur Blutentnahme verwendet werden, hat folgenden Grund: Die Röhrchen enthalten verschiedene chemische Zusätze, die für die Weiterverarbeitung im Labor wichtig sind (z. B. Zitronensäure, die die Gerinnung hemmt). Plastikkügelchen beschleunigen hingegen die Blutgerinnung, die zur Gewinnung von Serum notwendig ist (siehe oben). Auf den Klebeetiketten auf den Röhrchen wird Ihr Name eingetragen, um Verwechslungen zu vermeiden. Falls Sie zu den misstrauischen Menschen gehören, können Sie sich die Röhrchen zeigen lassen (aber natürlich vor der Blutentnahme).

Urinuntersuchungen

Die Hauptaufgaben der Nieren sind (s. a. Kapitel Nieren- und Harnwegserkrankungen) :

- Ausscheidung von Stoffwechselprodukten: Es handelt sich vorwiegend um Endprodukte des Eiweißstoffwechsels; sie werden auch *harnpflichtige Substanzen* genannt.
- Regulierung des Wasser- und Elektrolythaushaltes: Bei der Aufrechterhaltung einer normalen Flüssigkeits- und Elektrolytbilanz (Natrium, Chlorid, Kalzium, Kalium, Phosphat) spielt die Niere die führende Rolle.
- Regulierung des Säure-Basen-Haushaltes: Die ständig im Stoffwechsel anfallenden Säuren werden über den Harn ausgeschieden.
- Ausscheidung von Giften und Medikamenten.

Sind die Nieren oder ableitenden Harnwege (Harnleiter, Harnblase) selbst geschädigt, können rote oder weiße Blutkörperchen, Kristalle oder sog. Zylinder im Urin ausgeschieden werden. Zylinder sind durch die Nierengänge zylindrisch geformte Substanzen. Sie weisen fast immer auf eine Nierenschädigung hin.
Bei Zuckerkrankheit kommt es zur Zuckerausscheidung in den Urin. Eiweiß kann bei den verschiedensten Erkrankungen im Urin ausgeschieden werden. Bei Infektionen der Harnwege können

neben weißen Blutkörperchen auch Bakterien und Nitrit nachweisbar werden.
Der Nachweis des braun-rötlichen Gallenfarbstoffes Bilirubin im Urin kann Hinweis auf eine Lebererkrankung sein.
Der Urinstatus umfasst folgende Untersuchungen:

- *Teststreifenuntersuchung* (Streifen-Schnelltest) zum Nachweis von Eiweiß, Zucker, Nitrit sowie roten und weißen Blutkörperchen.
- *Urinsediment:* Im Bodensatz des zentrifugierten Urins wird mikroskopisch untersucht auf rote und weiße Blutkörperchen (quantitativ), Zylinder und Kristalle.
- *Urinkultur:* Bei Verdacht auf bakterielle Infektion der Nieren und ableitenden Harnwege. Ein vorbereiteter Eintauchnährboden (z. B. Uricult®) wird in den Urin getaucht und 24 Stunden bei 37 °C bebrütet. Bakterienkolonien sind als runde Herde auf dem Nährboden erkennbar.

Bei mehr als 1000 Keimen/ml Mittelstrahlurin liegt meist eine Verunreinigung vor. Über 100 000 Keime bedeuten einen eindeutigen (positiven) Nachweis von Bakterien.

Referenzwerte für Urin

Eiweiß:	0–10 mg/dl
Zucker (Glukose):	bis 15 mg/dl
Erythrozyten:	bis 5/µl
Leukozyten:	bis 10/µl
Nitrit:	negativ
pH-Wert (Säure-Basenwert):	4,5–8

Urin zur Untersuchung kann folgendermaßen gewonnen werden:

- *Spontanurin:* Spontan gelassener Urin ist für die meisten Untersuchungen ausreichend.
- *Mittelstrahlurin:* Es wird nur die mittlere Harnportion aufgefangen. Der Patient lässt ein wenig Urin und unterbricht den Harnstrahl. Die folgenden »mittleren« 20–40 ml Urin werden in einem Gefäß aufgefangen. Danach entleert der Patient den restlichen Harn in die Toilette. Mittelstrahlurin wird für die Urinkultur benötigt.
- *Katheterurin* wird durch Katheterisierung der Blase gewonnen, wenn eine andere Uringewinnungsmöglichkeit nicht besteht (Gefahren: Infektion, Schleimhautverletzung). Durchführung durch Pflegekraft möglich.
- *Blasenpunktionsurin:* Der Arzt gewinnt durch Punktion der Blase oberhalb des Schambeins mit einer dünnen Nadel Urin.
- *Sammelurin:* Sammeln des Urins über 24 Stunden. Die Untersuchung wird durchgeführt zur Messung der täglichen Urinausscheidung (Herz- oder Nierenkranke), zum quantitativen Nachweis von Glukose und zum quantitativen Nachweis von Hormonen, Mineralstoffen, Medikamenten, Giften sowie anderen Substanzen.

Nicht geeignet für jedwede Urinuntersuchung ist der in irgendeinem Behälter zuhause vor Stunden aufgefangene Urin (in einem Fläschchen, Marmeladenglas oder einem leeren Medikamentenröhrchen)!

Stuhluntersuchungen

Schon durch einfache Betrachtung des Stuhls mit bloßem Auge lassen sich wichtige Informationen gewinnen, nämlich in Hinblick auf Form und Farbe, Blut-, Schleim- oder Eiterbeimengungen, unverdaute Nahrungsreste oder Parasitenbestandteile.

Ursachen von Stuhlverfärbungen:
Heller Stuhl (wie Kitt) tritt auf bei Galle-Leber-Erkrankungen.
Schwarzer Stuhl (nicht dunkel, sondern schwarz wie Schuhcreme), sog. Teerstuhl, kann durch eine Blutung im oberen Verdauungstrakt (z. B. Magen- oder Darmgeschwür) oder durch Medikamente (Eisenpräparate, Kohletabletten) bedingt sein.
Dunkler (nicht schwarzer) *Stuhl* kann durch Nahrungsmittel (Rotwein, Blaubeeren) hervorgerufen werden.
Eine der wichtigsten Stuhluntersuchungen ist der Nachweis von *okkultem* (mit dem bloßen Auge nicht sichtbarem) *Blut im Stuhl.* Er dient der Früherkennung von Tumoren im Mast- und Dickdarm. Verwendet werden Testbriefchen (z. B. Hämocult, Faeconastik oder Hemo-Fec-Test).

Um falsche positive Ergebnisse zu vermeiden, sollte in den drei Tagen vor Abgabe des Stuhls auf rohes Fleisch, Roh- und Blutwurst, Salate, Tomaten, Eisenpräparate und Vitamin-C-Tabletten verzichtet werden!

Während der Regelblutung sowie bei Zahnfleisch- und Nasenbluten ist der Test nicht anwendbar. Der Nachweis von okkultem Blut im Stuhl bedeutet zunächst nur, dass eine weitere Abklärung notwendig ist. Blutungsquellen können sein Hämorrhoiden, Magen-

und Zwölffingerdarmgeschwüre, Magen-Darm-Tumoren, Darmpolypen oder Darmentzündungen.

Weitere wichtige Laboruntersuchungen im Stuhl

Untersuchung	Indikation
Stuhlkultur, z. B. auf Salmonellen, Shigellen u. a. Bakterien	Bakteriell bedingte Durchfallerkrankungen
Untersuchung auf Parasiten/Wurmeier	Verdacht auf Wurmerkrankungen
Fettbestimmung im Stuhl	Verwertungsstörungen der Nahrung im Darm
Chymotrypsin, Elastase	Funktionsstörung der Bauchspeicheldrüse

Untersuchungen des Sputums (Auswurf)

Die Absonderungen des gesamten Atemwegstraktes einschließlich des Mundes und der Nasennebenhöhlen fasst man unter der Bezeichnung Auswurf (lateinisch: sputum) zusammen. Die Zusammensetzung des Auswurfs erlaubt Rückschlüsse auf Erkrankungen des Rachenraums, des Kehlkopfs, der Bronchien und der Lunge.

Der Auswurf kann folgende Beschaffenheit haben:

- *schleimig* (z. B. bei leichter Bronchitis), glasig und fadenziehend (typisch für ein Asthma bronchiale)
- *eitrig* (eitrige Bronchitis, Lungenentzündung, Lungenabszess)
- *serös:* Dünnes, schaumiges, wie geschlagenes Eiweiß ausse-

hendes Sputum in großen Mengen ist typisch für eine Lungenstauung.

- *blutig,* z. B. bei chronischer Bronchitis, Bronchiektasen (häufigste Ursache!), Lungenkrebs (Bronchialkarzinom), Lungentuberkulose, Lungenentzündung, Lungeninfarkt infolge Lungenembolie oder Herzklappenfehler mit Lungenstauung.

Jede unklare Blutbeimengung im Auswurf, die länger als zwei Wochen anhält, muss bis zum Beweis des Gegenteils als verdächtig auf ein Bronchialkarzinom angesehen werden.

Neben Farbe, Beschaffenheit und Menge des Sputums interessiert der mikroskopische Befund. Dazu wird ein Sputumausstrich angefertigt und gefärbt.
Die mikroskopische Sputumuntersuchung erlaubt den Nachweis von Granulozyten (= weiße Blutkörperchen) bei eitrigem Sputum sowie von Bakterien, insbesondere Tuberkelbakterien.
Die bakteriologische Untersuchung (Sputumkultur) dient der Anzüchtung von krankheitserregenden Bakterien. Diese können dann auf ihre Empfindlichkeit gegenüber Antibiotika getestet werden.
Die zytologische Untersuchung (=Untersuchung auf Zellen) wird zum Nachweis von Tumorzellen bei Verdacht auf Lungenkrebs durchgeführt.

Vor dem Abhusten des Auswurfs für eine Untersuchung sollten Sie die Zähne gründlich putzen und den Mund (ohne desinfizierende Mundwässer) spülen, um Verfälschungen des Ergebnisses zu vermeiden. Verwenden Sie nur das Untersuchungsgefäß, das Ihnen Ihr Arzt mitgegeben hat.

Knochenmarkuntersuchung

Knochenmark zur Untersuchung wird heute praktisch nur noch durch Punktion eines Knochens, meistens des hinteren Beckenkamms (=Beckenkammbiopsie) gewonnen. Die Punktion erfolgt in örtlicher Betäubung mit einer speziellen Punktionsnadel (Jamshidi-Nadel). Im Knochenmark werden aus sogenannten Stammzellen die roten und weißen Blutkörperchen und die Blutplättchen gebildet. Mit dem Mikroskop können die prozentuale Verteilung und der Reifungsgrad der Blutzellen untersucht und eventuell ins Knochenmark eingedrungene Krebszellen nachgewiesen werden. Eine Knochenmarkspunktion ist daher angezeigt bei Verdacht auf

- Blutkrankheiten,
- malignen (bösartigen) Lymphknotenerkrankungen,
- Eindringen von Krebszellen ins Knochenmark und
- zur Kontrolle des Verlaufs und des Behandlungserfolges bei verschiedenen Blutkrankheiten und malignen Erkrankungen.

Mit bestimmten Färbemethoden (=Zytochemie) kann eine weitere Differenzierung der Blutzellen erfolgen.

Liquoruntersuchung

Die Flüssigkeit, die Gehirn und Rückenmark umgibt, wird Liquor genannt. Liquor zur Untersuchung wird durch Punktion des Rückenmarkskanals (nicht des Rückenmarks selbst!) zwischen dem 2. und 3. Lendenwirbel gewonnen.

Liquor wird untersucht auf Zellen, Blutkörperchen, Zucker (Glukose), Eiweiß und Bakterien.

Der normale Liquor enthält keine Zellen, Blutkörperchen oder Bakterien.

Die Liquoruntersuchung ist wichtig bei Verdacht auf Hirnhautentzündung (Meningitis), Tumoren des Gehirns oder Rückenmarks sowie neurologische Erkrankungen wie z. B. multiple Sklerose.

Sperma

Seitdem die Reproduktionsmedizin (= Fortpflanzungsmedizin) immer mehr Möglichkeiten der künstlichen Befruchtung anbietet, hat die Untersuchung des Spermas (= Samenflüssigkeit des Mannes) erheblich an Bedeutung gewonnen. Eine weitere Indikation zur Spermauntersuchung ist der Verdacht auf Erkrankungen des Hodens, der Prostata oder der Samenbläschen.
Das Sperma wird nach einer Enthaltsamkeitsphase von mindestens zwei, besser sieben Tagen durch Masturbation »vor Ort« (Klinik, Spezialpraxis) gewonnen, in einem sterilen Messgefäß aufgefangen und bei 37 °C im Brutschrank aufbewahrt. Wird das Sperma ausnahmsweise zu Hause gewonnen, muss es innerhalb einer Stunde ins Labor gebracht werden.
Da es spontan starke Schwankungen der Spermazusammensetzung gibt, sind für eine exakte Diagnose mindestens 2–3 Untersuchungen im Verlauf von 3 Monaten erforderlich.
Die Interpretation der Ergebnisse kann nur durch den Spezialisten (Androloge, Urologe, Reproduktionsmediziner) im Zusammenhang mit anderen Tests erfolgen.

Referenzwerte für Sperma

Volumen:	mindestens 2 ml
pH-Wert:	7,2–8,0
Konzentration:	mindestens 20 Millionen Spermien/ml
Beweglichkeit:	mindestens 50 % der Spermien müssen Vorwärtsbeweglichkeit aufweisen
Gestalt:	mindestens 30 % der Spermien sollen normal geformt sein

Punktate

Die Körperflüssigkeit, die durch eine Punktion entnommen wird, nennt man Punktat. Es kann sich um normalerweise vorhandene Flüssigkeiten wie zum Beispiel Gelenkflüssigkeiten, Liquor, Fruchtwasser oder Harn handeln oder um krankhafte (pathologische) Flüssigkeitsansammlungen wie zum Beispiel Rippenfellerguss, Aszites (=Flüssigkeitsansammlung im Bauchraum) oder Abszesse (=Eiteransammlungen) in Lunge, Leber, Gehirn und anderen Organen. Vor dem Einstich wird die Einstichstelle desinfiziert und betäubt. Die Punktion der Organe selbst ist schmerzlos. Es werden spezielle Punktionsnadeln verwendet. Das Punktat wird im Labor mikroskopisch, biochemisch und bakteriologisch untersucht.

Biopsien

Biopsie bedeutet die Entnahme von Körpergewebe mittels eines Instrumentes, meistens einer Spezialkanüle oder Biopsiezange.

Am häufigsten handelt es sich um folgende Organe oder Gewebe:

- Leber
- Knochenmark
- Lunge
- Magen- oder Darmschleimhaut
- Bronchialschleimhaut
- Lymphknoten
- Polypen (Magen, Darm)
- Tumoren (Magen, Darm, Bronchien)

Mit Endoskopen, das sind röhrenförmige, flexible, mit einer Lichtquelle ausgestattete Instrumente, können (schmerzlos!) Proben, vor allem aus der Bronchial-, Magen- oder Darmschleimhaut, entnommen werden (Bronchoskop, Gastroskop, Coloskop). Das Biopsiematerial wird histologisch, d. h. feingeweblich nach Spezialanfärbung mit dem Mikroskop untersucht.

Abstriche

Abstriche können von der Haut oder den Schleimhäuten angefertigt werden, z. B. Wundabstrich, Rachenabstrich oder Abstrich vom Muttermund (Krebsvorsorge).
Die mit einem Wattestäbchen gewonnenen Abstriche werden auf einen Objektträger (spezielles Glasplättchen) aufgetragen, gefärbt und mikroskopisch untersucht. Die mikrobiologische Untersuchung dient dem Nachweis von Bakterien oder Pilzen.
Papanicolaou-Abstriche (George N. Papanicolaou, 1883–1962, war Anatom und Pathologe in New York) sind spezielle Abstriche von Scheide, Muttermund oder Gebärmutterhals für die Krebs-

diagnostik. Die Beurteilung erfolgt nach den Stufen I bis V:

I	negativ = normales Zellbild
II	negativ, aber möglichst Kontrolle
III	zweifelhafter Befund
IV	positiv
V	bösartiges Gewebe

Speichel

Speichel für Laboruntersuchungen wird gewonnen, indem der Patient auf einer speziellen Watterolle eine festgelegte Zeit lang kaut. In Speziallabors kann der Speichel dann auf Hormone (meist Cortisol) oder Medikamente (Theophyllin) untersucht werden.

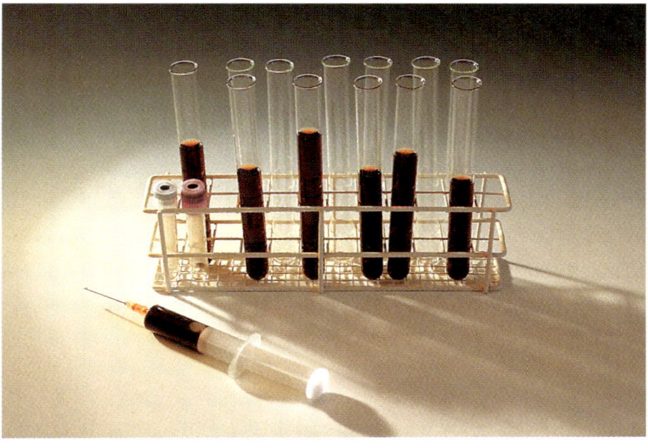

LABORWERTE UND KRANKHEITSBILDER

BLUTKRANKHEITEN

Die wichtigsten Krankheiten des Blutes und der blutbildenden Organe

- Anämien = Blutarmut
- Leukämien = Systemerkrankung des weiße Blutkörperchen bildenden Apparates
- Erkrankungen des lymphatischen Systems
- Plasmozytom = Wucherung von Plasmazellen im Knochenmark
- Blutgerinnungsstörungen

Die Funktion des Blutes und der Blutzellen

Das Blut erfüllt eine lebenswichtige Aufgabe, indem es den Geweben Sauerstoff und Nährstoffe zuführt und die anfallenden Schlackenstoffe abtransportiert. Daher besitzen alle Organe und Gewebssysteme mit Ausnahme der Hornhaut des Auges, der Knorpel und der Herzinnenhaut Blutgefäße.

Die Gesamtblutmenge beträgt beim Erwachsenen, abhängig vom Körpergewicht, etwa 4–6 Liter. Sinkt die Blutmenge, beispiels-

weise durch eine akute Blutung, um mehr als ein Drittel ab, besteht Lebensgefahr.
Das Blut setzt sich aus den *Erythrozyten* (roten Blutkörperchen), *Leukozyten* (weißen Blutkörperchen) und *Thrombozyten* (Blutplättchen) als zellulären Bestandteilen sowie aus dem hellgelben *Blutplasma* zusammen.

Die wichtigsten Referenzwerte des Blutbildes

	Frauen	Männer
Erythrozyten	4,12–5,4/pl	4,5–6,0 /pl
Hämoglobin	12–16 g/dl	14–18 g/dl
Hämatokrit	37–47 %	40–54 %
Leukozyten	4,0–13,0/nl	4,0–13,0/nl
Thrombozyten	160–340 n/n	160–340 n/n
BSG 1. Stunde	6–11 mm	3–8 mm

Die roten Blutkörperchen (Erythrozyten)

Die Bildung der Erythrozyten, die *Erythropoëse,* erfolgt im Mark der kurzen Knochen (Brustbein, Rippen, Wirbelkörper) und in den Röhrenknochen. Der ausgereifte Erythrozyt hat einen Durchmesser von 7–8 μ (Mikron; 1 μ = 1/1000 mm) und ist mit Hämoglobin (roter Blutfarbstoff) beladen. Die Hauptaufgabe der Erythrozyten ist der Transport des Sauerstoffs aus der Lunge zu den Geweben. Dabei wird der Sauerstoff an das Eisen des Hämoglobins gebunden.
Retikulozyten sind jugendliche Erythrozyten. Sie machen im pe-

ripheren Blutbild 5–15‰ der Erythrozyten aus. Die durchschnittliche Lebensdauer der Erythrozyten beträgt etwa 120 Tage. Sie werden in der Milz, der Leber und im Knochenmark abgebaut.

Die wichtigsten krankhaften Veränderungen des roten Blutbildes sind:

- Anämie (= Blutarmut),d. h. die Erythrozytenzahl ist unter 4 Mio/µl vermindert und/oder der Hb-Wert beträgt weniger als 12 (Frauen) bzw. 14g/dl (Männer)
- Polyglobulie = Vermehrung der Erythrozyten über 6 Mio/µl
- Polyzythämie = krankhafte Steigerung der Erythrozyten und des Hämoglobins
- Hämolyse = gesteigerter Abbau roter Blutkörperchen

Die weißen Blutkörperchen (Leukozyten)

Die Leukozyten bilden das zelluläre Abwehrsystem des Blutes. Die Einteilung der weißen Blutkörperchen und die Häufigkeit der einzelnen Leukozytenformen gehen aus nachstehender Tabelle hervor.

Die Granulozyten (Neutrophile, Eosinophile, Basophile) werden im Knochenmark, die Lymphozyten auch im lymphatischen Gewebe (Lymphknoten, Milz, Tonsillen, Darm, Thymus), die Monozyten im Knochenmark sowie im sog. retikuloendothelialen System (RES) gebildet. Das RES ist eine komplexe Funktionseinheit aus Zellen im Bindegewebe, das der Beseitigung von Abfall- und Fremdstoffen sowie Mikroorganismen dient.

Einteilung der weißen Blutkörperchen

Leukozyten	4,0–13,0 /nl
Neutrophile	42–75 %
Lymphozyten	21–51 %
Eosinophile	bis 7 %
Basophile	bis 4 %
Monozyten	2–14 %

Die wichtigsten Veränderungen des weißen Blutbildes sind:

- **Leukozytose:** Leukozytenzahlen über 13/nl (meist 13–30/nl)

  Ursachen: Bakterielle Infekte (Lungenentzündung, Sepsis, Meningitis), akutes rheumatisches Fieber, Herzinfarkt, Stoffwechselkoma (Diabetes, Nierenversagen), Tumoren, Schock, Stress, Übersäuerung des Blutes (Azidose), Schwangerschaft
- **Leukopenie:** Verminderung der weißen Blutkörperchen unter 4,0/nl.

  Ursachen: Virusinfektionen, Typhus, Paratyphus, Milzvergrößerung, Chemotherapie, Gifte (Benzol, Anilin)
- **Agranulozytose:** starke Verminderung bzw. völliges Fehlen der Granulozyten im peripheren Blut.
- **Linksverschiebung:** vermehrtes Auftreten von jugendlichen Neutrophilen im Blutbild (normale Abwehrreaktion).
- **Pathologische Linksverschiebung:** Auftreten pathologischer Vorstufen weißer Blutkörperchen im strömenden Blut (Blasten, Promyelozyten, Myelozyten) = typische Blut-

bildveränderung bei Leukämien

- **Lymphozytose:** erhöhte Lymphozytenzahl (> 60 %).
  Ursachen: Heilungsphase von Infektionskrankheiten, Typhus, Tuberkulose, Röteln, Mumps, Lymphatische Leukämie
- **Lymphopenie:** Verminderung der Lymphozytenzahl unter 25 %.
  Ursachen: Morbus Hodgkin, Tuberkulose
- **Eosinophilie:** Vermehrung der Eosinophilen über 7 %
  Ursachen: Asthma, Heuschnupfen, Arzneimittelüberempfindlichkeit, allergische Reaktionen, Parasiten (Würmer, Echinokokken, Trichinen), Leukämien
- **Eosinopenie:** Verminderung oder Fehlen der Eosinophilen im peripheren Blut
  Ursachen: Asthma, Heuschnupfen, Arzneimittelüberempfindlichkeit, allergische Reaktionen, Parasiten (Würmer, Echinokokken, Trichinen), Leukämien
- **Basophilie:** Vermehrung der Basophilen im peripheren Blut

Die Blutplättchen

Die Blutplättchen, die 1–4 µ groß sind, entstehen aus Knochenmarks-Riesenzellen (Megakaryozyten). Durch Freisetzung des Gerinnungsfaktors Thrombokinase, Bildung von Plättchenthromben, Gefäßabdichtung und Mitwirkung bei der Verfestigung des Blutgerinnsels spielen sie für die Blutgerinnung eine wesentliche Rolle.

Veränderungen der Thrombozytenzahl:

- **Thrombozytose:** Vermehrung der Thrombozytenzahl; z. B. bei Tumorerkrankungen, schweren Infektionen, nach großen Blutverlusten oder nach Entfernung der Milz
- **Thrombopenie:** Verminderung der Thrombozytenzahl; z. B. bei Milzvergrößerung, bestimmten Blutgerinnungsstörungen, Leberzirrhose, Röntgenbestrahlung, Chemotherapie oder durch Einnahme von Medikamenten
- **Thrombozythämie:** hochgradige Vermehrung der Thrombozytenzahl (meist über1000 n/n), meistens bei Leukämien

Das Blutplasma

Das Blutplasma ist der flüssige, nach Entfernen der Blutkörperchen (durch Zentrifugieren) verbleibende Anteil des ungerinnbar gemachten Blutes (ca. 55 %). Es ist eine klare, leicht gelbliche Flüssigkeit. Das Blutplasma enthält Wasser, Elektrolyte, Eiweiß, Gerinnungsfaktoren, Fette, Kohlenhydrate, Enzyme, Hormone und Stoffwechselzwischen- und -endprodukte.

Eiweiß

Die Eiweiße erfüllen eine Reihe wesentlicher Funktionen:

- Sie sind Voraussetzung eines ungestörten Flüssigkeitsaustausches zwischen Blutgefäßen und Geweben
- Viele Stoffe im Blut werden an Eiweiß gebunden transportiert, z. B. Kalzium, Bilirubin, Eisen, Kupfer, Jod sowie zahlreiche Medikamente

- Die Eiweiße, vor allem die γ-Globuline, enthalten zahlreiche, für die Infektabwehr wichtige Antikörper

Das Blutplasma besteht zu 6–8 % aus kolloidal gelösten Proteinen (Eiweißkörpern). Mittels der *Elektrophorese* lassen sich die Eiweißkörper aufschlüsseln in:

Albumin	3,9–5,3 g/dl	→	57,0–68,0 %
α_1-Globuline	0,1–0,3 g/dl	→	2,0–4,5 %
α_2-Globuline	0,3–0,7 g/dl	→	5,0–9,0 %
β-Globuline	0,5–1,0 g/dl	→	9,0–13,0 %
γ-Globuline	0,9–1,6 g/dl	→	10,0–20,0 %
Das Gesamteiweiß beträgt 6,5–8,5 g/dl.			

Während durch die gewöhnliche Elektrophorese (Papierelektrophorese) nur 6 Eiweißfraktionen unterschieden werden können, erlaubt die sog. *Immunelektrophorese* die Identifizierung von mehr als 20 verschiedenen Serumeiweißkörpern. Unter diesen spielen bestimmte γ-Globuline für die Infektabwehr eine wichtige Rolle, weshalb sie Immunglobuline genannt und als IgG, IgA, IgM, IgD und IgE bezeichnet werden.

Euproteinämie bedeutet das Vorliegen eines normalen Eiweißbildes.

Dysproteinämie wird eine quantitative Verschiebung der Serumeiweiße genannt

Paraproteinämie bezeichnet das Vorliegen pathologischer Eiweißkörper (sog. Paraproteine). Eine typische Blutkrankheit mit Paraproteinämie ist das Plasmozytom. In der Elektrophorese ist dann eine typische γ-Zacke erkennbar.

Eisen

Der Körper eines Erwachsenen enthält etwa so viel Eisen wie ein gewöhnlicher Nagel, nämlich 5 g. Davon sind 3 g im roten Blutfarbstoff enthalten und 2 g als Depoteisen in Leber, Milz und Knochenmark gespeichert. Der Eisenspiegel im Serum beträgt bei Frauen 37–145, bei Männern 59–158 µg/dl. Der Eisenbestand der Frau ist geringer, da durch Menstruation (monatlich 50–100 mg), Schwangerschaften (das Neugeborene besitzt 0,5–1 g mütterliches Eisen) und Stillen erhebliche Eisenmengen verlorengehen.

Ferritin ist ein eisenspeicherndes Protein (liegt vor allem in Milz, Leber, Darmschleimhaut, Knochenmark und RES vor). Normalwert: 10–250 ng/ml. Es spiegelt gewissermaßen den *Eisengesamtbestand* des Körpers wider und ist daher bei Eisenmangel erniedrigt und bei Eisenüberladung erhöht. Letzteres ist bei der Eisenspeicherkrankheit (Hämochromatose) der Fall.

Das Serumeisen ist vermindert bei chronischen Blutverlusten, ungenügender Zufuhr in der Nahrung (selten), Resorptionsstörung (ungenügende Aufnahme aus dem Darm) und Infekten (Eisenabwanderung ins RES). Es ist erhöht bei Hämolyse (Zerfall von roten Blutkörperchen), Leberentzündung und Eisenstoffwechselstörungen (Hämochromatose).

Anämien (Blutarmut)

Blutarmut bedeutet Verminderung der Zahl und/oder des Hämoglobingehaltes der roten Blutkörperchen unter die Norm. Anämien zählen zu den häufigsten Krankheiten des Menschen.

- **Mangelanämien:** Mangel an Eisen, Vitaminen (B_{12}), Folsäure oder Eiweiß
- **Hämolytische Anämie:** Anämien durch Auflösung roter Blutkörperchen (=Hämolyse)
- **Aplastische Anämie:** Unzureichende Erythrozytenbildung im Knochenmark
- **Sideroachrestische Anämie:** Eisenverwertungsstörung

Das Vorliegen eines krankhaften Blutfarbstoffes (Hämoglobinopathie) kann zum Beispiel zu der im Mittelmeerraum vorkommenden **Thalassämie** (Hämoglobin F) oder der **Sichelzellanämie** (Hämoglobin S) führen.

Eisenmangelanämie

Mit Abstand am häufigsten ist die Eisenmangelanämie. Ein Eisenmangel kann auftreten durch:

- chronische Blutverluste (z. B. aus dem Magen-Darm- oder Harntrakt),
- verminderte Eisenresorption,
- erhöhten Eisenbedarf (Schwangerschaft, Stillzeit, Wachstum) oder
- ungenügende Eisenzufuhr in der Nahrung (bei uns selten, evtl. bei rein vegetarischer Ernährung).

Die physiologischen Eisenverluste der Frau durch Menstruation, Schwangerschaften und Stillen erklären, warum Eisenmangelanämien bei Frauen häufiger vorkommen.

Die Diagnose stützt sich auf einen erniedrigten Eisen- und Ferritinspiegel im Blut. Die Behandlung besteht in der Beseitigung der Ursache (falls möglich) sowie der Gabe von Eisentabletten (sog. 2-wertiges Eisen). Tagesdosis 100–300 mg.

Vorsicht: Eisenpräparate können zu einer Schwarzfärbung des Stuhls führen, der genauso aussieht wie ein durch Magen-Darm-Blutungen hervorgerufener »Teerstuhl«.

Anämie durch Vitamin B_{12}- oder Folsäuremangel

Vitamin B_{12} und Folsäure sind für den Zellkernstoffwechsel der roten Blutkörperchen, aber auch anderer Zellen (z. B. Nervenzellen), notwendig. Diese Anämieform wird auch perniziöse (= verderbenbringende) Anämie genannt. Sie führte noch bis in die zwanziger Jahre zum Tod.
Zum Vitamin-B_{12}-Mangel kann es kommen, wenn ein Teilfaktor des Vitamin B_{12} (Extrinsic Faktor) wegen eines Mangels an Magensäure bei schwerer chronischer Magenentzündung nicht resorbiert werden kann. Daher ist bei Vitamin-B_{12}-Mangel immer eine Magenuntersuchung (Spiegelung) erforderlich. Zusätzlich kann es auch zu neurologischen Störungen kommen. Die Diagnose wird aus dem Blutausstrich (typisch sind »zu große« rote Blutkörperchen = Magalo-Blasten) und durch den Nachweis eines Vitamin-B_{12}- oder Folsäuremangels gestellt.

Die Behandlung besteht in lebenslanger (!) Gabe von Vitamin B_{12} oder Folsäure.

Leukämien

Leukämie ist der Sammelbegriff für eine maligne (bösartige) Entartung und Reifestörung weißer Blutzellen. Diese atypischen Zellen verdrängen die normalen Blutzellen und können auch Organe infiltrieren. Die Folgen sind Anämie, Blutungen (Thrombozytenmangel), Infektionen (Abwehrschwäche) sowie die Vergrößerung und Funktionsminderung der befallenen Organe.
Die wichtigsten Leukämieformen sind:

- **Akute lymphatische Leukämie (ALL):** häufigste Leukämie im Kindesalter; kann heute mit gutem Erfolg behandelt werden (Chemotherapie, Knochenmarktransplantation).
- **Akute myeloische Leukämie (AML):** zweithäufigste Leukämie des Kindesalters; die Behandlungserfolge sind etwas weniger günstig als bei der akuten lymphatischen Leukämie.
- **Chronische lymphatische Leukämie (CLL):** tritt meist zwischen 60 und 70 Jahren auf, verläuft langsam (über Jahre) und bedarf häufig nur der Beobachtung.
- **Chronische myeloische Leukämie (CML)**: Häufung im mittleren Lebensalter, Prognose deutlich schlechter als bei der CLL. Typisch ist das Fehlen des sog. Philadelphia-Chromosoms (Störung am Chromosom 22).

Andere Erkrankungen blutbildender Organe

Unter dem Begriff *myeloproliferatives Syndrom* (MPS) wird eine Gruppe bösartiger Blutkrankheiten zusammengefasst, bei denen es zu einer zunehmend gesteigerten, krankhaften Blutzellbildung kommt. Zum MPS zählen:

- *Polycythämia vera* (deutliche Vermehrung der Erythrozyten, aber auch Leuko- und Thrombozyten),
- *Thrombozythämie* (Thrombozytenvermehrung, meist über1000 n/n) und
- *Osteomyelofibrose.*

Zwischen den myeloproliferativen Syndromen gibt es fließende Übergänge.

- **Plasmozytom** (Multiples Myelom): Häufige bösartige Blutkrankheit mit massiver Vermehrung der sog. Plasmazellen im Knochenmark, vor allem der Rippen, des Brustbeins, des Schädels und der langen Röhrenknochen. Die BSG (Blutkörperchensenkungsgeschwindigkeit) ist maximal beschleunigt, im Knochenmark liegt eine massive Plasmazellvermehrung vor und im Blut sind Paraproteine nachweisbar (s. Elektrophorese). Die Behandlung erfolgt mit Chemotherapie oder lokaler Röntgenbestrahlung von Knochenherden.
- **Lymphogranulomatose** (Hodgkin-Syndrom). Die Lymphogranulomatose ist die häufigste bösartige Erkrankung des lymphatischen Gewebes. Sie tritt meist zwischen dem 20. und 40. Lebensjahr auf. Je nach Organbefall (Lymphknoten, Milz, Leber, andere Organe) wird sie in vier Stadien eingeteilt. Die Behandlung besteht in Bestrahlung, Chemotherapie oder Kombination beider Behandlungsformen. Damit kann heute selbst in fortgeschrittenen Stadien häufig eine endgültige Heilung erzielt werden.

BLUTGERINNUNG

Die wichtigsten Laborwerte mit Referenzwerten zur Beurteilung der Blutgerinnung

Blutungszeit	2–7 Minuten
INR (International Normalized Ratio)	1,0–1,7
Quick-Test (Prothrombinzeit, TPZ)	70–100 %
PTT (Partielle Thromboplastinzeit)	28–50 Sec.
PTZ (Plasmathrombinzeit)	14–21 Sec.
Fibrinogen	150–400 mg/dl

Warum kommen Blutungen, auch bei größeren Verletzungen, spontan zum Stehen (ausgenommen Verletzung einer Arterie)? Wir verdanken diesen physiologischen Schutzmechanismus der Tatsache, dass das flüssige Blut im Zuge der Blutgerinnung erstarrt. Die Blutstillung kommt durch die Bildung von Blutgerinnseln zustande. Diese Blutgerinnsel sind aufgebaut aus einem Fibrinnetz, in das reichlich Erythrozyten, Leukozyten und Blutplättchen eingelagert sind. Das unlösliche Fibrin entsteht durch Umwandlung des löslichen Blutgerinnungsfaktors Fribrinogen (Faktor I), der sich im Blut befindet.

Das Ziel der Blutgerinnung ist also die Umwandlung von Fibrinogen in Fibrin. Der Vorgang der Blutgerinnung ist ungeheuer komplex. Mehr als 30 Faktoren sind daran beteiligt, darunter die 13 Gerinnungsfaktoren (Faktor I–XIII) des Blutes. Dieses *innere System* (Intrinsic System) wirkt mit dem *äußeren System* (Extrinsic System) und dessen Faktoren bei der Blutgerinnung zusammen.

Unter hämorrhagischer Diathese versteht man eine krankhaft gesteigerte Blutungsbereitschaft. Zu Störungen der Blutgerinnung kann es aus drei Gründen kommen:

- Störungen im System der Blutgerinnungsfaktoren; Beispiel: Hämophilie (Bluterkrankheit), Leberkrankheiten (es werden zuwenig Gerinnungsfaktoren gebildet)
- Störungen der *Thrombozytenfunktion* (Blutplättchen) oder Thrombozytopenie; Beispiel: Thrombozytenmangel nach Chemotherapie
- Vermehrte Durchlässigkeit der *Blutgefäße;* Beispiel: Vitamin-C-Mangel (der frühere Skorbut der Seefahrer, heute extrem selten).

Die Bluterkrankheit (Hämophilie) ist die am längsten bekannte hämorrhagische Diathese und wird bereits im Talmud erwähnt. Durch die Königin Viktoria von England fand sie als Erbkrankheit Eingang in zahlreiche europäische Adelshäuser, so in die Familie der spanischen Habsburger und der russischen Zaren. Es erkranken nur Männer, wohingegen der genetische Defekt durch Frauen übertragen wird. Erfreulicherweise ist die Hämophilie seltener, als ihre Popularität vermuten lässt (3 : 10.000 in der Normalbevölkerung). Die Hämophilie A beruht auf einem angeborenen Mangel an Faktor VIII, die Hämophilie B auf einem Faktor IX-Mangel. Die Hämophilie lässt sich durch Ersatz (Substitution) des jeweils fehlenden Faktors behandeln.

Häufigste Ursache von Blutgerinnungsstörungen ist heute die Überdosierung von blutgerinnungshemmenden Medikamenten, den sog. Antikoagulantien, die breit eingesetzt werden.

Indikationen zur Behandlung mit gerinnungshemmenden Medikamenten (Antikoagulantien) sind z. B. tiefe Bein- und Beckenvenenthrombose, Herzinfarkt, Lungenembolie, Herzrhythmusstörungen, Thromboseprophylaxe vor und nach Operationen (mit Heparin) oder längere Bettruhe bei thrombosegefährdeten Patienten.

In der Langzeitbehandlung mit Antikoagulantien werden vor allem Cumarine eingesetzt (z. B. Marcumar®, Sintrom®). Unerlässlich ist eine regelmäßige Kontrolle der Gerinnung durch den Arzt, zum Teil ist sie heute auch durch den Patienten selbst möglich (z. B. Coagucheck®)

Testverfahren sind:
Quicktest (Thromboplastinzeit): Heute wegen der besseren Vergleichbarkeit der international bevorzugte Wert (von der WHO festgelegt)
INR (International Normalized Ratio)
Welcher Wert bei Ihnen im Rahmen einer Langzeitbehandlung angestrebt werden soll, ist je nach Krankheitsbild unterschiedlich und muss von Ihrem Arzt bestimmt werden.

Die Behandlung mit Antikoagulantien bedarf einer sorgfältigen und regelmäßigen Kontrolle, weil es bei Überdosierung zu lebensgefährlichen Komplikationen (Hirnblutung!) kommen kann!

Fibrinolytika sind Medikamente, die Blutgerinnsel auflösen können. Sie müssen intravenös verabreicht werden und können nur in der Klinik gegeben werden (z. B.: Streptokinase®). Häufige Indikationen sind frischer Herzinfarkt, Lungenembolie sowie frische Thromben in Venen (Becken, Bein) oder Arterien.

Die Fibrinolyse des Herzinfarktes hat zu einer wesentlichen Verbesserung der Behandlungsergebnisse beim Herzinfarkt geführt.

Bei jedem Verdacht auf Herzinfarkt sollte so rasch wie möglich eine Krankenhauseinweisung erfolgen, damit gegebenenfalls über eine frühzeitige Fibrinolyse-Behandlung entschieden werden kann!

Die in der Langzeitvorbeugung von Thrombosen häufig eingesetzte Acetylsalicylsäure (Aspirin, z. B. ASS 100) führt zu keiner messbaren Veränderung von Laborwerten.

DAS BLUTGRUPPENSYSTEM

Vor Entdeckung der Blutgruppen 1901 durch den österreichischen Wissenschaftler Karl Landsteiner (er erhielt 1930 den Nobelpreis für Medizin) scheiterten die meisten Versuche, Bluttransfusionen vorzunehmen und endeten teilweise sogar tödlich. Landsteiner erkannte die Ursache dieses Phänomens: Die roten Blutkörperchen des Menschen unterscheiden sich durch bestimmte Merkmale, die A und B genannt werden. Beim Merkmal A hat der Patient die Blutgruppe A, beim Merkmal B die Blutgruppe B. Fehlen beide Merkmale, liegt die Blutgruppe 0 vor, sind beide gleichzeitig vorhanden, handelt es sich um die Blutgruppe AB.
Da sich diese Merkmale untereinander nicht vertragen, sollte möglichst immer gruppengleiches Blut transfundiert werden. Ausnahmsweise kann Blut der Gruppe 0 Menschen mit allen anderen Gruppen übertragen werden. Wer Blutgruppe 0 aufweist, ist

»Universalspender«. Träger des Blutgruppenmerkmals AB sind »Universalempfänger«, weil sie Blut jeder anderen Gruppe vertragen.
In Deutschland sind die *Blutgruppen* dieses AB0-Systems folgendermaßen verteilt:

A	44 %
B	12 %
AB	6 %
0	38 %

Es gibt allerdings noch viele andere Blutgruppeneigenschaften, von denen das Rhesussystem das praktisch Wichtigste ist (von Landsteiner und Wiener 1940 entdeckt). Die Bezeichnung Rhesusfaktor rührt daher, weil dieses Blutgruppenmerkmal zuerst beim Rhesusaffen entdeckt wurde. Je nach Vorliegen oder Fehlen des Rhesusfaktors ist man Rhesus-positiv (85 %) oder Rhesus-negativ (15 %). Darüber hinaus existieren noch ca. 15 weitere Blutgruppensysteme, deren klinische Bedeutung jedoch gering ist.

Bluttransfusion

Jede Blutspende wird in Deutschland obligatorisch auf das Vorliegen von Syphilis, Hepatitis B und C sowie HIV 1 und 2 getestet. Eine Verunreinigung durch Bakterien ist durch Spenderauswahl und hohe Qualitätsnormen weitestgehend ausgeschlossen. Die transfusionsbedingte Virusübertragung gilt als das gravierendste Infektionsrisiko der Bluttransfusion. Das Risiko einer transfusionsbedingten Hepatitis-C-Infektion liegt heute bei ca. 1 : 5.000, einer Hepatitis-B-Infektion bei 1 : 50.000, das Risiko einer HIV-Infektion bei 1 : 1 Million.

Indikationen zur Transfusion von Blut oder Blutbestandteilen:

- Volumenersatz (Blutverlust)
- Übertragung von Sauerstoffträgern (Erythrozyten)
- Behandlung von Gerinnungsstörungen (Übertragung von Gerinnungsfaktoren)
- Verbesserung der immunologischen Abwehr

Austauschtransfusionen, bei denen das 1- bis 1,5-fache des körpereigenen Blutvolumens transfundiert wird, werden angewandt bei der hämolytischen Erkrankung von Neugeborenen, schweren Verbrennungen, Vergiftungen, beim Transfusionszwischenfall und auch bei Leberversagen. Fremdblut wird außerdem benötigt zum Betrieb der Herz-Lungen-Maschine. Man bevorzugt heute die Bluttransfusion »nach Maß«; d. h. es sollten möglichst nur die benötigten Blutbestandteile transfundiert werden (Erythrozyten, Plasma, Thrombozyten, Gerinnungsfaktoren).

Vor jeder Bluttransfusion muss die Blutgruppenverträglichkeit von Spender (S) und Empfänger (E) durch eine **Kreuzprobe** geprüft werden: Für die **Minorprobe** bringt man rote Blutkörperchen des E mit Blutserum des S im Reagenzglas oder auf einem Objektträger zusammen; für die **Majorprobe** das Serum des E mit Erythrozyten des S.

Entwickelt sich eine erkennbare Verklumpung (Agglutination), ist die Kreuzprobe positiv und eine Transfusion absolut verboten. Wichtig ist die ergänzende biologische Probe am Krankenbett:

10–20 ml Spenderblut werden rasch transfundiert. Tritt nach 2 Minuten keine Reaktion auf, werden weitere 20 ml Blut gegeben. Erfolgt auch dann keine Reaktion, kann die gesamte Blutmenge transfundiert werden (sog. Oeleckerprobe).

Die Eigenblutspende

4–6 Wochen vor einer planbaren Operation wird dem Patienten Blut entnommen und durch Zentrifugieren in Erythrozytenkonzentrat und Plasma getrennt. Durch entsprechende Vorbehandlung ist das Erythrozytenkonzentrat bis zu 49 Tage, das schockgefrorene Plasma bis zu einem Jahr haltbar. Die Eigenblutspende schützt den Patienten vor Infektionen und Unverträglichkeitsreaktionen. Sie gilt als die sicherste und risikoärmste Form der Blutübertragung. Indikationen und Vorzüge der Eigenblutspende sind:

- Minimierung von Infektionsrisiken und Unverträglichkeitsreaktionen
- Blutspende bei Ablehnung von Fremdblut
- Blutspende bei seltenen Blutgruppen.

STOFFWECHSELSTÖRUNGEN

Zuckerkrankheit

Die häufigste Kohlenhydratstoffwechselstörung ist der Diabetes mellitus, die Zuckerkrankheit. 3–5 % der deutschen Bundesbürger leiden an Zuckerkrankheit, rund 10 % befinden sich im Vorstadium dieser Stoffwechselstörung. Kohlenhydrate sind chemische Verbindungen, die aus Kohlenstoff, Wasserstoff und Sauerstoff bestehen. Je nach dem chemischen Aufbau unterscheidet man

- *Monosaccharide,* wie z. B. die Glukose (Traubenzucker) und Fruktose (Fruchtzucker),
- *Disaccharide,* zu denen die Saccharose (Rohrzucker) und Laktose (Milchzucker) gehören, und
- *Polysaccharide,* von denen die wichtigsten *Stärke* und *Glykogen* sind.

Die mit der Nahrung aufgenommenen Kohlenhydrate werden im Magen-Darm-Trakt durch Enzyme zu Monosacchariden gespalten, im Darm resorbiert und über das Pfortaderblut der Leber zugeführt. Dort werden sie entweder als Glykogen gespeichert, abgebaut oder als Glukose in den großen Kreislauf eingeschleust.

Für die Regulierung des Blutzuckers ist vor allem die Bauchspeicheldrüse verantwortlich. In den B-Zellen der *Langerhansschen Inseln* der Bauchspeicheldrüse wird das blutzuckersenkende, lebensnotwendige Insulin gebildet, in den A-Zellen das nicht lebensnotwendige blutzuckersteigernde Glukagon.

Die Insulinsekretion (= Produktion) und -ausschüttung wird durch die Höhe des Blutzuckerspiegels geregelt: Eine Blutzuckererhöhung steigert und eine Blutzuckererniedrigung hemmt die Bildung und Ausschüttung von Insulin.

In diesen Regelkreis greifen direkt oder indirekt auch andere Hormone ein, die alle blutzuckersteigernd wirken, nämlich: Ad-

renalin (Nebennierenmark), Glukagon, STH (somatotropes Hormon, Wachstumshormon des Hypophysenvorderlappens), Glukokortikoide (Nebennierenrinde) und Schilddrüsenhormone.
Das 1922 von den kanadischen Ärzten Banting und Best entdeckte Insulin ist ein Eiweißkörper. Seine Wirkung beruht im Wesentlichen darauf, dass es den Transport der Glukose aus dem Blut in das Zellinnere von Muskel-, Fett- und Lebergewebe aktiv fördert und die Glukoseverbrennung erhöht. Diese Mechanismen führen zu einer Blutzuckersenkung.
Der Diabetes mellitus im Erwachsenenalter tritt meist nicht isoliert auf, sondern in einer Art unheiligen Allianz, nämlich:

- Diabetes mellitus (D. m.),
- Übergewicht,
- Fettstoffwechselstörung und
- Bluthochdruck.

Das gemeinsame Auftreten dieser »Wohlstandskrankheiten« nennt man metabolisches Syndrom. Weit über die Hälfte der erwachsenen Zuckerkranken weist dieses Syndrom auf.
Wir unterscheiden zwei Typen von Diabetes mellitus:
Diabetes mellitus Typ I infolge Insulinmangels (zu wenig Insulin). Er tritt im Kindesalter oder bei Jugendlichen auf und muss immer und meistens lebenslang mit Insulin behandelt werden.
Diabetes mellitus Typ II, der sich im Erwachsenenalter manifestiert. Er ist gekennzeichnet durch eine Insulinunterempfindlichkeit. Der Körper versucht dies durch eine vermehrte Insulinbildung zu kompensieren. Daher finden sich scheinbar paradoxerweise bei diesen Patienten erhöhte (!) Insulinspiegel im Blut. Beim Typ A ist das Körpergewicht normal, beim Typ B erhöht. Hier

stehen Gewichtsreduktion und Diät ganz im Vordergrund. Reicht dies nicht aus, können blutzuckersenkende Medikamente (z. B. Euglucon® und v. a. m) und / oder Insulin eingesetzt werden. Vereinfacht kann man sagen, dass für den Zuckerkranken eine Kostform am günstigsten ist, die den Ernährungsgewohnheiten der Mittelmeervölker ähnelt. Man spricht daher von *modifizierter mediterraner Kost.*

Die zehn Gebote der mediterranen Küche

I. Zahlreiche gemischte Gemüse
II. Ausgewählte Getreideprodukte
III. Olivenöl
IV. Großzügige Verwendung von Gewürzen
V. Wenig tierische Fette, dafür mehr pflanzliche Öle
VI. Wenig Fleisch, reichlich Fisch
VII. Wenig Zucker, eine Vielfalt von Früchten
VIII. Ein paar tausend Jahre Erfahrung
IX. Endlos Liebe und Zeit zum Kochen
X. Eine entspannte Atmosphäre bei Tisch mit Hilfe von etwas Wein, aber nicht zu viel.

Eine gute Kontrolle der Zuckerkrankheit umfasst folgende Werte:

- Blutzucker nüchtern und postprandial (d. h. nach dem Essen; dieser hat die höhere Aussagekraft!)
- HbA1 (Hämoglobinwert eines Erwachsenen)
- Kontrolle der Zucker- und Eiweißausscheidung im Urin (diabetesbedingte Nierenschädigung)
- Blutfette

- Körpergewicht
- Blutdruck
- regelmäßige augenärztliche Untersuchungen

Der HbA1-Wert ist quasi der »Spion« bei der Kontrolle des Diabetikers. Er spiegelt die mittleren Blutzuckerwerte der letzten 6–8 Wochen wider und dient somit der rückblickenden Langzeitkontrolle des Kohlenhydratstoffwechsels bei Diabetes mellitus. Die Referenzwerte betragen für HbA1 5,2–7,8 %. Je nach Schwere des Diabetes liegen beim Zuckerkranken die HbA1-Werte zwischen 10–20 %.

Ziele der Diabetestherapie (nach M. Toeller)

Wohlbefinden/Symptomlosigkeit	
Blutzucker:	
nüchtern:	80–120 mg/dl
postprandial (nach dem Essen):	80–160 mg/dl
Hämoglobin:	A 1 < 8,5 %
Zuckerausscheidung im Urin:	0
Serumcholesterin:	< 200 mg/dl
HDL-Cholesterin:	> 40 mg/dl
Nüchterntriglyceride:	< 150 mg/dl
Normalgewicht:	ratsam
Blutdruck:	140/90 mm Hg

Fettstoffwechselstörungen

Die Erfahrung zeigt, dass sich Patienten für keinen Laborwert so sehr interessieren wie für »das Cholesterin«. Cholesterin scheint ein besonderes Mysterium zu umgeben; vor allem aber haftet ihm der Ruch des Bösen an. Um zu einer richtigen Bewertung des Cholesterins zu kommen, ist vorab eine Feststellung unerlässlich:

Cholesterin ist lebenswichtig! Aber Cholesterin hat wie der altrömische Gott Janus zwei Gesichter. Das gute: Cholesterin ist Bestandteil der Zellmembranen und der Nerven. Es ist Vorstufe der Gallensäuren sowie der Nebennierenrinden- und Geschlechtshormone. Ohne Cholesterin könnten diese Hormone und Gallensäuren nicht aufgebaut werden, ebensowenig das Vitamin D.

Cholesterin hat aber auch ein böses Gesicht: Cholesterin kann sich in der Innenwand der Arterien (Intima) einlagern. Zunächst in Form gelblicher fettiger Streifen (fatty streaks), später in Form von *Atheromen.* Atherome sind polsterartige Verdickungen in der Gefäßwand, die aus Bindegewebe, Cholesterin, Fettsäuren und später auch Kalkeinlagerungen bestehen. Diese beetförmigen Einlagerungen werden auch Plaques genannt. Die Atherome können aufbrechen und zur Ablagerung von Blutgerinnseln (Thromben) führen, die das Blutgefäß akut einengen. Viele Herzinfarkte entstehen auf diese Weise. Die Gesamtheit dieser Veränderungen bezeichnet man als Arteriosklerose oder Atherosklerose.

Als arterioskleroseförderndе Substanz ist Cholesterin wesentlich beteiligt an den Folgen der Arteriosklerose:

- Herzinfarkt
- Schlaganfall
- Durchblutungsstörungen der Beine = arterielle Verschlusskrankheit (»Schaufensterkrankheit«, »Raucherbein«)
- Schäden an den Nieren und der Netzhaut des Auges

Wichtig ist ferner zu wissen: Cholesterin ist nicht gleich Cholesterin! Cholesterin ist nämlich nicht wasserlöslich und muss deshalb im Blut an Eiweiß gebunden transportiert werden. Diese Eiweiß-Fett-Verbindungen nennt man Lipoproteine. Die beiden wichtigsten sind:

- das *HDL-Cholesterin* (= High Density Lipoprotein), eine Cholesterin-Eiweiß-Verbindung hoher Dichte;
- das *LDL-Cholesterin* (= Low Density Lipoprotein), eine Cholesterin-Eiweiß-Verbindung mit niedriger Dichte.

Das LDL-Cholesterin wird als das böse Cholesterin bezeichnet, das HDL-Cholesterin als das gute Cholesterin. Warum ist das so? Das im Körper vorhandene überschüssige Cholesterin wird als LDL in den Gefäßwänden abgelagert; so entwickelt sich die Arteriosklerose.

HDL hingegen nimmt bereits in der Gefäßwand abgelagertes Cholesterin auf und transportiert es zur Leber. Dort wird das überschüssige Cholesterin abgebaut und zum Teil als Gallensäure ausgeschieden. Wünschenswert ist also ein hoher HDL- und ein niedriger LDL-Wert im Blut.

Erhöhte Cholesterinspiegel im Blut (= Hypercholesterinämie) können folgende Ursachen haben:

- Vererbung
- Fehlernährung
- Alkohol
- Lebererkrankungen (Hepatitis, Fettleber, Cholestase)
- Nierenerkrankungen (Urämie, nephrotisches Syndrom)
- Schilddrüsenunterfunktion
- Medikamente (»Pille«, Diuretika, β-Blocker)

Die Referenzwerte für Cholesterin werden – nicht zu Unrecht – unterschiedlich angegeben, denn ein Wert bis 250 mg/dl kann bei einem sonst völlig Gesunden noch toleriert werden. Liegen aber Begleitkrankheiten oder Risikofaktoren wie Bluthochdruck, Zuckerkrankheit oder Rauchen vor, gelten niedrigere Werte als erstrebenswert. In diesem Fall sollten folgende Werte gelten:

Gesamtcholesterin:	180–200 mg/dl
HDL-Wert:	über 45 mg/dl
LDL-Wert:	unter 135 mg/dl

Cholesterin ist eine fettähnliche Substanz, die mit der Nahrung aufgenommen, aber auch in der Leber und der Darmwand gebildet wird. Selbst wenn wir überhaupt kein Cholesterin mit der Nahrung aufnehmen, kann der Körper Cholesterin in ausreichender Menge bilden. Andererseits kann ein stoffwechselgesunder Mensch große Mengen an Cholesterin zu sich nehmen, ohne dass es zu einer Hypercholesterinämie kommt. Dennoch hat unsere Ernährung Einfluss auf den Cholesterinspiegel. Als Faustregel kann gelten:

Ungünstig sind *gesättigte Fettsäuren,* weil sie den Cholesterinspiegel im Blut ansteigen lassen. Sie sind vor allem in tierischen und harten Fetten, sowie in Palm- und Kokosfetten enthalten.
Mehrfach ungesättigte Fettsäuren lassen den Cholesterinspiegel sinken. Sie sind in pflanzlichen Fetten und in Fischölen (Omega-3-Fettsäuren) enthalten. Besonders günstig ist das Fett von Kaltwasserfischen wie Makrele, Lachs und Hering.
Einfach ungesättigte Fettsäuren haben einen günstigen Einfluss auf das HDL-Cholesterin. Sie sind besonders reichlich in Olivenöl enthalten.

Für den Patienten mit Hypercholesterinämie ist also im Prinzip die gleiche Kost günstig, wie sie für den Zuckerkranken empfohlen wird, nämlich die sogenannte modifizierte Mittelmeerkost, siehe Seite 49.

Triglyceride zählen ebenfalls zu den Blutfetten. Ihre Erhöhung ist gleichfalls unerwünscht, ihr arterioskleroseförderner Einfluss ist jedoch deutlich geringer als der des Cholesterins. Triglyceride dienen als Energieträger und -speicher. Sie bestehen aus Glycerin und drei Fettsäuren (tri = drei). Als Referenzwert gilt: unter 200 mg/dl. Hauptursachen einer Hypertriglyceridämie (= erhöhte Triglyceridwerte im Blut) sind Fehlernährung (zu viele Kohlehydrate), Diabetes mellitus, Alkohol und Lebererkrankungen (Fettleber).

Patienten mit Hypertriglyceridämie sollten eine Kost mit wenig Zucker, Süßigkeiten, Teigwaren und Mehlspeisen zu sich nehmen.

Was tun bei Fettstoffwechselstörungen, wenn trotz entsprechender Kost, Gewichtsabnahme und Behandlung von Begleitkrankheiten (Zuckerkrankheit) die Fettwerte noch zu hoch liegen?

Ihr Arzt muss dann entscheiden, ob blutfettsenkende Medikamente in Frage kommen. Die zwei wichtigsten Arzneimittelgruppen sind:

Fibrate, z. B. Bezafibrat (Cedur®). Fibrate senken die Triglyceride stärker als das Cholesterin.

CSE-Hemmer (Cholesterin-Synthese-Hemmer), sie werden auch HMG-CoA-Reduktasehemmer genannt; z. B. Lovastatin (Mevinacor®). Sie senken am stärksten den Cholesterinspiegel (bis zu 30–40 % des Ausgangswertes), weniger den Triglyceridspiegel und erhöhen etwas die HDL-Werte.

Wenn Sie sich noch genauer über Fett und Ernährung informieren wollen, steht Ihnen die »Cholesterinfibel« (erschienen im Verlag Naumann & Göbel) zur Verfügung.

HERZINFARKT

Die wichtigsten Laborwerte zur Diagnose des akuten Herzinfarktes*

CK (Creatinkinase) CK-MB
GOT
GPT
LDH
Troponin-T-Test (Schnelltest)

* alle diese Laborwerte können bei frischem Herzinfarkt erhöht sein, sind aber für sich genommen kein Beweis für einen Herzinfarkt, sondern müssen immer im Zusammenhang mit anderen Befunden (Beschwerdebild, EKG etc.) bewertet werden!

Alarmzeichen, die auf einen Herzinfarkt hinweisen können, sind:

- Druck, Brennen hinter dem Brustbein
- Ausstrahlung der Schmerzen in die Arme (links mehr als rechts), zum Hals, in den Oberbauch (vor allem bei Herzhinterwandinfarkt: Verwechslung mit Magengeschwür möglich)
- »Reifengefühl« um die Brust

- Schweißausbruch
- Blutdruckabfall

Typisch ist ferner, dass die Anwendung des roten »Nitro-Sprays« oder einer Nitro-Kapsel keinerlei Erleichterung bringt, während beim Angina-pectoris-Anfall Besserung nach wenigen Minuten auftritt.

Bei diesen Symptomen muss der Notarzt sofort verständigt und der Patient umgehend in die Klinik eingewiesen werden! Lebensgefahr!

Bis zum Eintreffen des Notarztes sollte sich der Patient hinlegen und **absolute körperliche Ruhe** einhalten!
Der Herzinfarkt entsteht durch den akuten Verschluss eines Herzkranzgefäßes durch ein Blutgerinnsel (Thrombus). Die Herzmuskulatur, die von diesem Herzkranzgefäß mit Blut und Sauerstoff versorgt wurde, stirbt wegen des akuten Sauerstoffmangels innerhalb kürzester Zeit ab. Die vom Infarkt betroffene Herzmuskulatur wird später in Narbengewebe umgewandelt. Ungünstig ist es, wenn es im Infarktbereich zu einer Aussackung der Herzwand (= Aneurysma) kommt. In der Akutphase des Herzinfarktes sind die Patienten vor allem durch lebensgefährliche Herzrhythmusstörungen und/oder Versagen des linken Herzens bedroht.
Der Arzt kann die Diagnose mit nahezu 100%iger Sicherheit aus den typischen EKG-Veränderungen und dem Anstieg der »Herzenzyme« CK, CK-MB, GOT und LDH stellen. Das Maximum des Anstiegs erreichen die Herzenzyme in unterschiedlicher zeitlicher Reihenfolge. CK und CK-MB steigen als erste an, dann folgt die

GOT, zuletzt die LDH. Die Höhe des Enzymanstiegs ist ein Maßstab für die Größe des betroffenen Herzmuskelbezirkes. So steigt die CK bei kleineren Herzinfarkten auf wenige 100 U/l an, bei großen Infarkten auf 1000 bis zu 3000 U/l.
Als Schnelltest für den Herzinfarkt gilt der *Troponintest:* Das aus dem Herzmuskel stammende (kardiale) Troponin I steigt im Serum noch früher als CK und CK-MB an.
Was geschieht in der Klinik? Der Patient muss auf einer Intensiveinheit für 2–3 Tage behandelt und überwacht werden. Mit Schmerz- und Beruhigungsmitteln wird versucht, rasch Beschwerdefreiheit zu erzielen. Falls möglich, wird mittels Fibrinolysebehandlung (s. Kapitel Blutgerinnung) versucht, den Thrombus im Herzkranzgefäß aufzulösen, ferner werden blutgerinnungshemmende Medikamente (Heparin), Nitrate und eventuell β-Blocker verabreicht. Die Fibrinolysebehandlung hat die Prognose des akuten Herzinfarkts deutlich verbessert. Mehr als 90 % der in der Klinik behandelten Patienten überleben heute den akuten Herzinfarkt.

CK und CK-MB können ferner ansteigen nach:

- Herzoperationen
- Herzmuskelentzündung (Myokarditis)
- Herztrauma (Gewalteinwirkung von außen, z. B. Verkehrsunfall).

Nach dem Herzinfarkt wird in der Regel in einer Spezialklinik ein Rehabilitationsverfahren durchgeführt. Die Wiederaufnahme der beruflichen Tätigkeit (nach etwa 3 Monaten) gelingt bei 60–70 % der Kranken.

LEBER- UND GALLEERKRANKUNGEN

Die wichtigsten Laborwerte bei Leber- und Galleerkrankungen

AP (Alkalische Phosphatase)
Bilirubin (im Serum und Urin)
CHE (Cholinesterase)
Elektrophorese
Gamma-GT
GOT (ASAT)
GPT (ALAT)
Blutbild
Quick, INR, Blutgerinnung
Hepatitisviren-Serologie

Häufige Symptome und Beschwerden, die bei Leber- und Galleerkrankungen auftreten können, sind:

- Gelbsucht (Ikterus)
- Appetitlosigkeit, Übelkeit
- Druck- und Völlegefühl im Oberbauch
- Juckreiz (bei Gallestau)
- Hämorrhagische Diathese (s. Blutgerinnungsstörungen)
- Flüssigkeitsansammlung im Bauchraum (= Aszites)

Die Leber stellt sozusagen das »Zentrallaboratorium« des menschlichen Körpers dar. Sie erfüllt vielfältigste Funktionen:

- Lebenswichtig für Kohlenhydrat-, Eiweiß- und Fettstoffwechsel

- Bildung von Blutgerinnungsfaktoren
- Entgiftungsfunktion
- Speicherfunktion (Eiweiß, Fett, Vitamine, Glykogen = tierische Stärke)
- Blutreservoir

Daraus ergibt sich, dass es bei schweren Leberfunktionsstörungen zu Störungen der Eiweißbildung, Blutgerinnungsstörungen und durch die mangelnde Entgiftungsfunktion zu Bewusstseinsstörungen kommen kann. Die Bewusstseinseintrübung bei schwerem Leberversagen wird *Koma hepatikum* genannt (hepar = lateinisch: die Leber).

Die Gelbsucht (Ikterus) bei Galle-Lebererkrankungen kann auf zwei Ursachen beruhen:

- Ist das Lebergewebe durch Entzündung (Hepatitis) oder Umbau (Leberzirrhose) geschädigt, tritt das Bilirubin aus den kleinen Gallegängen (Gallekapillaren) der Leber in das Blut über. Da es wasserlöslich ist, kann es im Urin ausgeschieden werden (Bilirubinurie), der sich dann »bierbraun« verfärbt. Der Stuhl färbt sich hell. Diesen Ikterus nennt man *hepatischen Ikterus.*
- Es besteht ein Abflusshindernis für die in der Leber gebildete Galleflüssigkeit, z. B. weil der Gallengang (Duktus choledochus) durch einen Stein oder Tumor verschlossen ist. Der daraus resultierende Gallestau bewirkt, dass Bilirubin rückläufig in das Blut übertritt. Auch dieses Bilirubin kann über den Urin ausgeschieden werden. Typisch ist ein starker Juckreiz, weil es gleichzeitig zu einem Rückstau von Gallesäuren mit Übertritt ins Blut kommt. Der Stuhl sieht häufig

ganz hell, wie Ton aus (= acholischer Stuhl). Diese Ikterusform wird mechanischer oder Verschlussikterus genannt.

Das Gesamtbilirubin kann auf 10–20 mg/dl und höher ansteigen (Referenzwert bis 1 mg/dl).

Typische Befundkonstellationen bei Verschlussikterus und Hepatitis

	Verschlussikterus	Hepatitis
Juckreiz	häufig	selten
Fieber	bei Steinverschluss häufig	möglich
Schmerzen	bei Steinverschluss häufig	schmerzlos, ev. diffus
Ikterusentwicklung	bei Tumor langsam, bei Stein wechselnd	rasch
tastbare Gallenblase	bei Tumor häufig	
Transaminasen (GPT, GOT)	< 400 U/l	> 400 U/l
alkalische Phosphatase	stark erhöht	normal oder gering erhöht
Eisen	normal	erhöht
Ultraschall (Sonographie)	erweiterte Gallengänge	normal weite Gallengänge
endoskopische retrograde Cholangiographie (ERCP)	erweiterte Gallengänge (Stein oder Tumor)	normal weite Gallengänge

Der Ikterus, der durch Auflösung roter Blutkörperchen (Hämolyse) zustande kommt, unterscheidet sich von den eben genannten Ikterusformen durch folgende Charakteristika: Der Ikterus ist nur leicht erhöht (Gesamtbilirubin bis 4 mg/dl, vorwiegend indirektes Bilirubin) und es kommt zu keiner Bilirubinausscheidung in den Urin, weil das indirekte Bilirubin nicht wasserlöslich ist.

Fettleber

Eine Fettleber liegt vor, wenn eine Verfettung (Fetteinlagerung) der Hälfte aller Leberzellen oder mehr besteht. Sie ist in unserer Wohlstandsgesellschaft wahrscheinlich die häufigste Lebererkrankung. In ausgeprägten Fällen kann die Leber ein Viertel bis ein Drittel ihres Gewichtes an Fett enthalten (normalerweise 3,5 %).

Wichtigste Ursachen sind Alkohol (30–50 %), Überernährung, Zuckerkrankheit und Fettstoffwechselstörungen.

Bei den Laborwerten ist eine deutliche Erhöhung der γ-GT bei nur mäßig erhöhter GPT und GOT typisch. Eine Fettleber ist weitgehend rückbildungsfähig, wenn ihre Ursache entfällt. Bei Weiterbestehen der schädlichen Einflüsse ist ein Umbau bis zur Leberzirrhose (Fettzirrhose) möglich.

Akute Hepatitis

Die akute Hepatitis ist eine durch Viren hervorgerufene diffuse Leberentzündung. Man kennt heute fünf verschiedene Erreger einer Virushepatitis.

Die fünf bekannten Erreger der Virushepatitis:

- Hepatitis-A-Virus (HAV)
- Hepatitis-B-Virus (HVB)
- Hepatitis-C-Virus (HCV)
- Hepatitis-D-Virus (HDV)
- Hepatitis-E-Virus (HEV)

Charakteristika der drei wichtigsten Hepatitisformen

	Hepatitis A	Hepatitis B	Hepatitis C
Inkubationszeit	6–50 Tage	30–180 Tage	21–84 Tage
jahreszeitliche Häufung	Herbst/ Winter	keine	keine
Lebensalter	Kinder, Jugendliche	jedes Alter	jedes Alter
Erreger	Hep.-virus A	Hep.-virus B	Hep.-virus C
Infektionsweg	oral*, selten parenteral**	parenteral, selten oral	parenteral
Übertragung durch Bluttransfusion	nein	möglich	häufig
HBs-Antigen	negativ	positiv	negativ
Übergang in chronische Verlaufsform	nein	1–10 %	50 %
Leberzirrhose (bei chron. Verlauf)		20–30 %	10–20 %

* oral: durch den Mund (Nahrungsmittel); **parenteral: unter Umgehung des Verdauungstraktes, d. h. durch Spritzen, Infusionen, Transfusionen

Alle Hepatitisviren können durch ihre spezifischen Antikörper im Blut nachgewiesen werden. Durch Bestimmung von Virusantigenen und -antikörpern kann aus dem Befundmuster über die Krankheitsphase, die Immunität oder die Ansteckungsfähigkeit eines Hepatitispatienten eine genaue Aussage getroffen werden. Beispiel: Bei der Hepatitis B ist während der akuten Phase das HBs-Antigen nachweisbar, nach der Abheilung lebenslang (!) der Antikörper Anti-HBs, während der Nachweis von HBe-Antigen anzeigt, dass der Patient noch infektiös ist.

Charakteristika der verschiedenen Hepatitisformen:

Hepatitis A (HA): Sie wird oral übertragen und ist bei uns die häufigste Form. In Deutschland weisen 40–60 % aller über Vierzigjährigen HA-Antikörper auf, haben also eine HA durchgemacht. Die HA wird nicht chronisch und hinterlässt lebenslange Immunität.

Hepatitis B (HB): Sie wird parenteral durch Blut, Blutprodukte, infiziertes Spritzenbesteck und beim Intimverkehr übertragen. 5–10 % der akuten HB-Fälle werden chronisch, ein Teil davon geht in eine Leberzirrhose über.

Hepatitis C (HC): Sie wird parenteral übertragen, ist für ca. 90 % der Hepatitiden nach Bluttransfusion und für viele Hepatitisinfektionen bei Drogenabhängigen und Patienten an der künstlichen Niere verantwortlich. Die HC geht in mindestens der Hälfte der Fälle in die chronische Form über.

Hepatitis D (HD): Die HD ist eine Art »Trittbrettfahrer«, da sie nur zusammen mit der HB vorkommt. Sie verläuft ungünstiger als die reine HB, weil sie öfter in eine Leberzirrhose übergeht.

Hepatitis E (HE): Übertragung vor allem oral (infiziertes Trinkwasser). In Deutschland selten, weit verbreitet in Ostafrika, Indien und Mittelamerika. Die HE wird nicht chronisch, kann aber, besonders in der Schwangerschaft, rasch tödlich verlaufen.
Hepatitis B, C und D sind demnach wesentlich gefährlicher als die Hepatitis A. Vor allem kann sich aus der chronischen Hepatitis B, C oder D nach Jahren eine Leberzirrhose und später sogar ein Leberkarzinom entwickeln.
Eine typische Laborwertkonstellation bei akuter Hepatitis ist zum Beispiel: Bilirubin 11,5 mg/dl, GPT 950 U/l, GOT 380 U/l, γ-GT 120 U/l, Bilirubin im Urin positiv. Falls die Hepatitis ausheilt, was bei der Hepatitis A nahezu immer der Fall ist, normalisieren sich die Werte vollständig.
Eine medikamentöse Behandlung der akuten Hepatitisformen steht nicht zur Verfügung. Es kann Wunschkost verabreicht werden. Wichtig ist Alkhoholabstinenz für ein Jahr.
Eine aktive Schutzimpfung ist gegen Hepatitis A (z. B. Havrix®) und Hepatitis B (H-B-Vax® und Hevac B®) möglich, aber noch nicht gegen Hepatitis C und E.

Chronische Hepatitis

Eine Leberentzündung, die länger als ein halbes Jahr dauert, wird als chronische Hepatitis bezeichnet.

Es gibt folgende Formen:

- chronisch persistierende Hepatitis: heilt fast immer aus
- chronisch aktive Hepatitis: entwickelt sich aus einer Hepatitis B, C oder D. In 10–30 % der Fälle erfolgt nach Jahren der Übergang in eine Leberzirrhose.
- Autoimmunhepatitis: vor allem bei Frauen vorkommende chronische Hepatitis aufgrund immunologischer Prozesse

Die Behandlung erfolgt mit Interferon alpha, das bei chronischer HB wirksamer als bei HC ist.

Leberzirrhose

Eine Leberzirrhose liegt vor, wenn es zu einer fortschreitenden narbig-bindegewebigen Umwandlung der Leber mit Zerstörung des gesunden Lebergewebes kommt (»Leberschrumpfung«). Eine Leberzirrhose ist nicht mehr rückbildungsfähig.
Hauptursachen der Leberzirrhose sind Alkoholmissbrauch (50 %) und chronische HB oder HC (ca. 25 % der Fälle).
Folgen der Leberzirrhose:

- Verschlechterung der Leberfunktion
- Verändertes Bluteiweißbild
- Blutgerinnungsstörungen (unzureichende Bildung von Blutgerinnungsfaktoren durch die Leber)
- Krampfaderbildung in Speiseröhre (Ösophagusvarizen) und Magen mit Blutungsgefahr
- Flüssigkeitsansammlung im Bauchraum (Aszites)
- Mangelhafte Entgiftungsfunktion
- Leberkoma

Typisch sind folgende Laborbefunde:

- Verminderung der Albumine
- Vermehrung der Gammaglobuline (s. typische Elektrophorese)
- Im Schub Erhöhung von GPT, GOT, γ-GT und Bilirubin
- Verminderung der Gerinnungsfaktoren
- Leukopenie, Thrombozytopenie

Die Behandlung kann nur korrigierend, aber nicht heilend wirksam werden: Ausschwemmung des Aszites und Zufuhr von Gerinnungsfaktoren, Blutstillung bei Ösophagusvarizenblutung, Behandlung des Leberkomas. Als äußerste Möglichkeit bei (nicht alkoholischer) Leberzirrhose kommt die Lebertransplantation in Betracht.

MINERALIEN UND SPURENELEMENTE

Ohne Mineralstoffe (Elektrolyte) können wir nicht leben. Mineralstoffe finden sich in unserem Blut, in den Körperzellen, den Knochen und den Zähnen.

Mengenelemente sind Mineralien, die in großen Mengen in unserem Körper vorkommen: zum Beispiel 1,5 kg (!) Kalzium, 750 g Phosphor, 150 g Kalium oder 90 g Natrium.

Spurenelemente sind anorganische Bioelemente, die sich in geringen Mengen entweder zufällig im Körper befinden (Aluminium, Blei, Gold, Nickel u. v. a.) oder lebensnotwendige Funktionen erfüllen, weil sie Bestandteile von Hormonen, Enzymen oder speziellen Eiweißkörpern sind. Die wichtigsten essenziellen (lebensnotwendigen) Spurenelemente sind Eisen, Jod, Fluor, Selen und Zink. Der Tagesbedarf an Mineralien bei gemischter Kost ist in der folgenden Tabelle aufgeführt. Er kann ansteigen, wenn Flüssigkeit und Elektrolyte durch starkes Schwitzen (Sport, Fieber) oder Durchfälle verloren gehen. Flüssigkeit und Elektrolyte müssen dann ersetzt werden. Für Sportler stehen diverse Power-Drinks zur Verfügung.

Mineralstoffwechsel (Tagesbedarf bei gemischter Kost)

	Erwachsene	Kinder	Jugendliche	Schwangere und Stillende
Kalzium (g)	0,8	1,0	1,2	2,0
Phosphor (g)	0,9	1,3	1,3	1,5
Eisen (mg)	12,0	7,0–12,0	15,0	15,0
Kochsalz (g)	1,5–5,0			
Kalium (g)	2,0			
Magnesium (g)	0,3			
Kupfer (mg)	2,0	0,1/kg Gewicht		
Zink (mg)	10,0			
Mangan (mg)	2,0–3,0			
Fluor (mg)	1,0			
Jod (mg)	0,1–0,15			

Mineralien und Spurenelemente erfüllen vielfältige Funktionen in unserem Körper:

- Aufrechterhaltung eines ausgeglichenen Elektrolyt- und Wasserhaushaltes (Natrium, Kalium, Chlor, Kalzium)
- Wachstum und Härtung von Knochen und Zähnen (Kalzium, Fluor)
- Regulierung des Säure-Basen-Haushaltes
- Funktion von Muskel- und Nervenzellen
- Sauerstofftransport in den roten Blutkörperchen (Eisen)
- Schilddrüsenfunktion (Jod)
- Stärkung der körpereigenen Abwehr (Kupfer, Zink)

Freilich gibt es auch schädliche Spurenelemente wie Aluminium, Blei (Schädigung des Blutes und der Nerven), Kadmium (Nierenschäden), Quecksilber (Schädigung von Darm, Nieren und Zentralnervensystem) oder Zinn. Sie entfalten ihre »giftige« Wirkung ab bestimmten Konzentrationen im Blut oder Körper.
Die Elektrolyte Natrium, Kalium, Calcium, Magnesium und Lithium (Lithiumcarbonat wird als Medikament bei Depressionen verabreicht) können in jedem Routinelabor bestimmt werden, die übrigen Mineralien nur in Speziallabors.

Referenzwerte

Natrium	135–150 mmol/l
Kalium	3,6–5,2 mmol/l
Kalzium	4,4–5,5 mmol/l
Magnesium	1,6–2,6 mmol/l
Lithium	bis 2 mmol/l (therapeutischer Bereich)

Natrium

Natrium führen wir unserem Körper überwiegend als Kochsalz (Natriumchlorid, NaCl) zu. Wichtigste Aufgabe des Natriums ist die Aufrechterhaltung einer normalen Flüssigkeitsmenge außerhalb der Zellen (»extrazellulär«). Steigt der Natriumgehalt extrazellulär an, wird vermehrt Flüssigkeit gebunden. Wenn wir also beispielsweise zu viel Kochsalz zu uns nehmen, entsteht Durstgefühl, das uns veranlasst, vermehrt zu trinken. Ist der Natriumgehalt im Körper zu niedrig, steigt unser Verlangen, Kochsalz aufzunehmen. Natrium spielt also eine große Rolle in der Regulierung des Wasser- und Elektrolythaushaltes.
Der tägliche Kochsalzbedarf beträgt maximal 5 g. Die tägliche Kochsalzzufuhr in der Wohlstandsgesellschaft erreicht aber nicht selten 10–15 g pro Tag. Dieser übermäßige Kochsalzkonsum ist eine Teilursache für die Häufung des Bluthochdrucks. Dennoch muss die tägliche Kochsalzzufuhr beim Hochdruckpatienten individuell bestimmt werden. Holen Sie sich also gegebenenfalls Rat bei Ihrem Arzt.
Die hormonale Regulierung des Natriumhaushaltes erfolgt durch ein komplexes Zusammenspiel des eiweißspaltenden Enzyms Renin und der Hormone Angiotensin und Aldosteron. Dieses Renin-Angiotensin-Aldosteron-System entwickelte sich in grauen Urzeiten im Verlauf der Evolution, um Meerestieren die Entwicklung zu Landtieren zu ermöglichen. Bei manchen Krankheiten wie Herzinsuffizienz (= Unvermögen des Herzens, die erforderliche Blutmenge durch den Körper zu pumpen) oder Leberzirrhose kommt es zu einer vermehrten Aldosteronbildung (Hyperaldosteronis-

mus), mit der Folge vermehrter Wassereinlagerung im Körper (Ödeme). Dann werden Medikamente eingesetzt, die die verstärkte Aldosteronbildung hemmen, sogenannte Aldosteronantagonisten (z. B. Aldactone®, Osyrol®).

Kalium

Auch dieser Mineralstoff ist für die Regulierung des Wasser- und Elektrolythaushaltes von großer Bedeutung. Kalium ist ferner für die elektrischen Aktivierungsvorgänge der Herz- und Skelettmuskulatur durch Nerven unerlässlich.

Ein zu hoher oder zu niedriger Kaliumspiegel kann daher außer zu Lähmungserscheinungen der Muskulatur im Extremfall zu tödlichen Herzrhythmusstörungen führen!

Da wassertreibende Medikamente und Abführmittel den Kaliumspiegel senken können, ist eine unkontrollierte Einnahme dieser Substanzen gefährlich!

Ursachen eines Kaliummangels können Medikamente gegen Bluthochdruck, Diuretika (steigern die Harnausscheidung), Abführmittel oder Kortison sein.

Die chronische Einnahme von Abführmitteln kann zu einem regelrechten Teufelskreis führen: Der vermehrte Kaliumverlust über den Darm verstärkt die Darmträgheit und führt zu einer Steigerung des Abführmittelbedarfes.

Zu einem Kaliumüberschuss kann es kommen durch Niereninsuffizienz, übermäßige Kaliumzufuhr, sogenannte »kaliumsparende« Diuretika oder durch ACE-Hemmer.

Magnesium

Magnesium ist für eine intakte Funktion der Muskulatur unerlässlich und spielt ferner eine Rolle für die Aktivität der Nerven und bei der Blutgerinnung. Das Magnesium in der Nahrung stammt vorwiegend aus Roggen- und Weizenmehl, Hülsenfrüchten, Salat und Blattgemüsen.

Zu einem Magnesiummangel kann es kommen durch Fehl- und Unterernährung, Alkoholmissbrauch, starke körperliche Belastung, ungenügende Aufnahme aus dem Darmtrakt oder hormonelle Störungen.

Ein Magnesiummangel kann zu folgenden Erscheinungen führen:

- Muskelkrämpfe (Wadenkrämpfe)
- Muskelzittern
- Abgeschlagenheit, Konzentrationsschwäche
- Herzrhythmusstörungen

Ein Magnesiummangel ist bei ausgewogener Ernährung selten. Daher ist es erstaunlich, wie viele Menschen magnesiumhaltige Tabletten einnehmen, weil sie im Magnesium ein mystisches Allheilmittel sehen. Auch hier gilt die Regel, dass ein gesunder Mensch keine Medikamente nehmen sollte. Ob ein Magnesiummangel vorliegt, lässt sich rasch durch eine Blutuntersuchung klären.

Kalzium

Der Gesamtbestand des Kalziums (1,5–2,2 % des Körpergewichtes) ist zu 95 % im Skelett und zu 5 % in Körperflüssigkeiten enthalten. Kalzium ist wichtig für die Muskelfunktion, die Blutgerinnung, den Wasser-Elektrolyt-Haushalt, die elektrische Nervenleitung und den Knochenaufbau. Es ist also ebenfalls ein lebensnotwendiger Mineralstoff. Die Regulierung des Kalziumhaushaltes wird wiederum durch ein kompliziertes Zusammenspiel von Hormonen gewährleistet:

- Das in der Nebenschilddrüse gebildete *Parathormon* steigert den Kalziumblutspiegel, zum Beispiel durch Mobilisierung von Kalzium aus den Knochen.
- Sein Gegenspieler ist das in den C-Zellen der Schilddrüse gebildete *Calcitonin.*
- *Vitamin D* aus der Niere fördert die Kalziumaufnahme aus dem Darm.
- *Östrogene* schützen die Knochen vor der Parathormonwirkung und fördern die Vitamin-D-Bildung.

Ursachen eines *Kalziummangels* können sein:

- Unterfunktion der Nebenschilddrüse (Hypoparathyreoidismus)
- Vitamin-D-Mangel
- gestörte Kalziumaufnahme aus dem Darm
- Nierenkrankheiten
- erhöhter Bedarf in der Schwangerschaft und Stillzeit
- Abführmittel

Zeichen des Kalziummangels sind Kribbeln im Gesicht und in den Händen, Muskelkrämpfe, vor allem der Finger (»Pfötchenstellung«), Angst, Unruhe und Beklemmungsgefühle.

Erhöhte Kalziumblutspiegel (Hyperkalzämie) haben meistens eine ernsthafte Ursache:

- Überfunktion der Nebenschilddrüse (Hyperparathyreoidismus)

- Knochenmetastasen
- Vitamin-D-Überdosierung

Eine Hyperkalzämie ist ein lebensbedrohlicher Zustand mit Übelkeit, Erbrechen, Verwirrtheitszuständen und der Gefahr tödlicher Herzrhythmusstörungen.

Osteoporose

Osteoporose bedeutet zu deutsch »Knochenschwund«. Rückenschmerzen, Knochenschmerzen oder gar ein Knochenbruch sind die Folgen. Meist wird die Diagnose zwischen dem 60. und 70. Lebensjahr gestellt. Die Krankheit ist weit verbreitet: Etwa jede 3. Frau nach dem 60. Lebensjahr leidet an Osteoporose!

Die rund 220 Knochen des Menschen sind im Wesentlichen aus Bindegewebsfasern und Kalziumsalzen aufgebaut. Die Bindegewebsfasern verleihen dem Knochen seine Zugfestigkeit, die Kalksalze die Druckfestigkeit. Es gibt zwei Knochenzelltypen: die Osteoblasten (Knochenbildungszellen), die Knochensubstanz aufbauen, und die Osteoklasten (Knochenfresszellen), die Knochen abbauen und so Platz für neue Knochensubstanz bilden. Im Knochen, der ein lebendes Organ ist, spielen Osteoblasten und Osteoklasten normalerweise partnerschaftlich im Team zusammen. Ab dem 35. bis 40. Lebensjahr verliert der Mensch etwa 1–1,5 % seiner Knochenmasse jährlich. Übermäßiger Knochenabbau führt dann zur Osteoporose. Ihre Ursachen sind:

- idiopathisch: keine erkennbare Ursache (Mehrzahl)
- mangelhafte Kalziumzufuhr in der Nahrung
- Mangel an Sexualhormonen (Östrogene)

Übermäßiges Rauchen fördert die Osteoporoseentstehung zusätzlich. Das äußere Erscheinungsbild bei fortgeschrittener Osteoporose ist sehr typisch: Buckelbildung im Bereich der oberen Brustwirbelsäule (»Witwenbuckel«), nach vorne geneigter Kopf, vorgewölbter Unterbauch. Die Köpergröße kann im Lauf der Jahre bis zu 20 cm abnehmen.

Leider kann die Diagnose aus Laborwerten nicht gestellt werden: Ein normaler Blutkalziumspiegel schließt eine Osteoporose keineswegs aus! Häufig genügt die klinische Untersuchung. Mit einer speziellen Röntgenuntersuchung (Osteodensitometrie) kann der Kalksalzgehalt der Knochen quantitativ bestimmt werden (eignet sich vor allem zur Verlaufskontrolle).

Die beste Vorbeugung gegen Osteoporose ist regelmäßige Bewegung (Joggen, Schwimmen, Radfahren, Tennis), Nikotinabstinenz, mäßig Alkohol und eine tägliche Mindestzufuhr von 1000 mg Kalzium, bei Frauen nach der Menopause 1500 mg.

Das Grundkonzept der Osteoporosebehandlung sieht folgendermaßen aus:

- Schmerzbehandlung
- gezielte Gymnastik
- ausreichende körperliche Belastung (z. B. zweimal wöchentlich Schwimmen)
- kalziumreiche Kost (Milch, Milchprodukte)
- nur wenig phosphatreiche Nahrungsmittel wie Cola-Getränke und Fleisch (Phosphat erschwert Kalziumaufnahme)

Medikamente:

- Fluoride (z. B. Ossin®, Tridin®)
- Vitamin D (z. B. 0,5 µg D_3 pro Tag)

- Kalzitonin-Injektionen
- Biphosphonate (Tiludronat®, Alendronat® u. a.)
- Östrogene (vom Frauenarzt verordnet)

Wenn Ihnen die Kostumstellung zunächst schwerfallen sollte, denken Sie daran, dass schon der Urmensch, für den ein Knochenbruch eine existentielle Bedrohung bedeutete, sich im Sinne einer modernen Osteoporosevorbeugung ernährte: Seine überwiegend pflanzliche Ernährung garantierte ihm etwa 1500 mg Kalzium pro Tag und enthielt nur wenig Phosphor.

ENDOKRINE (HORMONBILDENDE) ORGANE

Der Hypothalamus (Teil des Zwischenhirns) und die mit ihm verbundene Hypophyse (Hirnanhangsdrüse) steuern mit den von ihnen freigesetzten Hormonen die Funktion der hormonbildenen Organe des Körpers:

- Schilddrüse
- Nebenniere
- Keimdrüsen

oder haben Einfluss auf andere Organe wie

- Niere (Urinausscheidung)
- Knochengewebe (Knochenwachstum)
- Uterus (Geburtseinleitung)
- Haut (Pigmentierung)

Die meisten Erkrankungen endokriner Organe beruhen entweder auf einer Über- oder Unterproduktion der jeweiligen Hormone.

Störungen der Schilddrüsenfunktion

Die Schilddrüse nimmt eine zentrale Stellung in der Regulierung des Zellstoffwechsels ein und beeinflusst dadurch Wachstum und Entwicklung des Organismus, insbesondere auch die Hirnreifung. Bei angeborener Schilddrüsenunterfunktion kommt es daher zu Zwergwuchs und geistiger Retardierung (Reifungsverzögerung). Bei Neugeborenen ist deshalb ein Suchtest auf Schilddrüsenunterfunktion (Hypothyreose-Screening) am 5. Lebenstag aus 1–2 Blutstropfen aus der Ferse gesetzlich vorgeschrieben (TSH-Bestimmung).

Die Steuerung des Stoffwechsels erfolgt durch die in der Schilddrüse gebildeten Hormone T3 (L-Trijodthyronin) und T4 (L-Thyroxin). Liegen sie in freier Form, d. h. nicht an Eiweiß gebunden vor, so werden sie »freie« Hormone genannt und als FT3 und FT4 bezeichnet. Zur Bildung dieser Hormone benötigt die Schilddrüse Jod (Tagesbedarf 150–200 µg) sowie die im Schilddrüsengewebe gebildete Aminosäure Tyrosin.

Die wichtigsten Laborwerte bei Schilddrüsenerkrankungen

FT3 (Trijodthyronin)
FT4 (Thyroxin)
TSH (Thyreoidea stimulierendes Hormon) basal
TRH (Thyreotropin-Releasing Hormon)
TRH-Test
TG (Thyreoglobulin) = Tumormarker

Zum Verständnis der einzelnen Laborwerte, die bei Schilddrüsenuntersuchungen bestimmt werden, ist es wichtig, sich den Regelkreis der Schilddrüsenfunktion klarzumachen.
Im Hypothalamus wird TRH (Thyreotropin Releasing Hormon) gebildet, welches zu einer Abgabe von TSH (Thyroid Stimulating Hormon) aus der Hypophyse führt. TSH bewirkt zwei Dinge: Erstens stimuliert es die Bildung der Hormone FT3 und FT4 in der Schilddrüse und zweitens führt es nach längerer Einwirkung zu einer Gewebszunahme, sprich Vergrößerung der Schilddrüse.
Der Regelkreis funktioniert folgendermaßen: Steigt im Blut die Konzentration der freien Schilddrüsenhormone FT3 und FT4 an, wird die Ausschüttung von TSH aus der Hypophyse gebremst (»negative Rückkopplung«), die Schilddrüse weniger stimuliert und dadurch die Bildung von FT3 und FT4 verringert. Sinkt der Blutspiegel an FT3 und FT4, schüttet die Hypophyse vermehrt TSH aus mit der Folge, dass die Schilddrüse mehr Hormone (FT3 und FT4) bildet. Die Höhe des TSH-Spiegels im Blut ist daher der empfindlichste Laborwert für die Schilddrüsenfunktion. Als Suchtest auf Schilddrüsenüber- oder -unterfunktion genügt die alleinige TSH-Bestimmung (Neugeborenen-Screening auf Unterfunktion aus dem Fersenblut).

Auf eine kurze Formel gebracht:
Erhöhte Werte von FT3 und FT4 führen zu einem Absinken von TSH ⟹ Schilddrüsenüberfunktion,
erniedrigte Werte von FT3 und FT4 führen zu einem TSH-Anstieg ⟹ Schilddrüsenunterfunktion.

Typische Symptome der *Schilddrüsenüberfunktion* (Hyperthyreose, Basedowsche Krankheit) sind:

- Tachykardie (Herzjagen)
- Unruhe, Nervosität
- Hitzegefühl
- Gewichtsabnahme
- Exophthalmus (Hervorquellen der Augäpfel)
- Durchfälle

Bei *Schilddrüsenunterfunktion* sind praktisch alle Stoffwechselvorgänge verlangsamt, was sich in folgenden Symptomen äußert:

- Bradykardie (langsame Herztätigkeit)
- Antriebsschwäche, Lethargie
- Kältegefühl
- Verstopfung
- spröde Haut, struppige Haare
- Potenz- und Regelstörungen
- Hemmung der geistigen Entwicklung (im Kindesalter)

Die Behandlung der Schilddrüsenüberfunktion erfolgt mit Medikamenten, die die Funktion der Schilddrüse hemmen, Strahlenbehandlung mit radioaktivem Jod (reichert sich in der Schilddrüse an) oder operative Teilentfernung des Organs. Bei Unterfunktion wird das zu wenig gebildete Schilddrüsenhormon (L-Thyroxin) verabreicht.

Liegt als häufigste Schilddrüsenveränderung eine Vergrößerung der Schilddrüse mit normaler Funktion vor, so spricht man von euthyreoter (oder blander) Struma. Sie beruht meist auf einem Jodmangel. Die Behandlung erfolgt mit Schilddrüsenhormonen, um die TSH-Ausschüttung zu hemmen, die zur Zunahme des Schilddrüsengewebes führt. Zusätzlich wird Jodid gegeben.

NIEREN- UND HARNWEGSERKRANKUNGEN

Die Nieren erfüllen lebenswichtige Aufgaben:

- Ausscheidung von Stoffwechselprodukten. Diese Schlackenstoffe werden harnpflichtige Substanzen genannt. Zu ihnen zählen Harnstoff, Kreatinin und Harnsäure.
- Regulierung des Wasser- und Elektrolythaushaltes
- Regulierung des Säure-Basen-Haushaltes
- Ausscheidung von Giften und Medikamenten
- Bildung des Hormons Renin, das im Renin-Angiotensin-Aldosteron-System wichtig für die Blutdruckregulierung ist
- Bildung des Wirkstoffs Erythropetin, das die Erythrozytenneubildung stimuliert

Dies erklärt die bei einem ausgeprägten Nierenversagen (Niereninsuffizienz) auftretenden Symptome: Anstieg der harnpflichtigen Substanzen im Blut, Wassereinlagerung (Ödeme), Elektrolytverschiebungen, Bewusstseinseintrübung (Coma urämicum), Anämie.

Die Harnbereitung geht folgendermaßen vor sich: Täglich werden durch die Glomeruluskapillaren (kleine Gefäßknäulchen) etwa 150–180 Liter (!) Flüssigkeit, der sogenannte Primärharn, abfiltriert. Er weist praktisch die gleiche Zusammensetzung wie das Blutplasma auf, enthält jedoch kein Eiweiß. Der Primärharn gelangt in die Nierenkanälchen (Tubuli), wo etwa 70 % des Natriumchlorids, des Wassers sowie die gesamte Glukose und das gesamte Kalium wieder aufgenommen werden. Während der weiteren Harnpassage tritt eine weitere Verminderung des Harnvolumens durch Wasserrückstrom auf. Durch Abgabe von

Wasserstoffionen und Kalium und Wiederaufnahme von Natrium wird der *Säure-Basen-Haushalt* reguliert. Die täglich ausgeschiedene Harnmenge beträgt im Durchschnitt 1,5 l – d. h. 99 % des Primärharns werden rückresorbiert.

Die wichtigsten Laborwerte bei Nieren-, Blasen- und Prostataerkrankungen

- Elektrolyte (Natrium, Kalium, Chlorid, Kalzium in Serum und Urin)
- Elektrophorese
- Harnsäure
- Harnstoff
- Kreatinin (Serum, Urin)
- Kreatininclearance (Funktionstest)
- PSA (Tumormarker)

(s. a. Kapitel Urinuntersuchungen)

Eine Erhöhung des Kreatinins im Serum tritt aber erst auf, wenn die Nierenfunktion auf mehr als die Hälfte (!) abgenommen hat. Kreatinin- und Harnstoffbestimmungen im Serum sind daher zur Erfassung leichter Einschränkungen der Nierenfunktion ungeeignet.

Mit der Kreatininclearance hingegen kann auch eine beginnende Niereninsuffizienz erfasst werden. Als Clearance bezeichnet man diejenige Menge Blutplasma, aus der eine bestimmte Substanz in einer Minute durch die Nierentätigkeit vollständig entfernt wurde. Für Kreatinin beträgt dieser Wert 160–180 ml/Min.

Die wichtigsten Ursachen eines chronischen Nierenversagens mit der Notwendigkeit einer Behandlung mit der künstlichen Niere sind:

- Chronische Glomerulonephritis (ca. 20 %)
- Diabetische Nephropathie (ca. 20 %)
- Chronische Pyelonephritis (ca. 15 %)
- Zystennieren (ca. 7 %)
- Analgetikanephropathie (ca. 5 %)

Glomerulonephritis bedeutet eine akute oder chronische, doppelseitige Entzündung der Glomeruli (Glomerulu: Gefäßknäuel in der Nierenrinde).

Zur diabetischen Nephropathie kommt es als Komplikation eines (meist schlecht eingestellten) Diabetes mellitus. Fast immer liegt gleichzeitig eine diabetische Schädigung der Netzhaut (Retinopathie) vor.

Die *Pyelonephritis* entsteht durch eine bakterielle Entzündung des Nierenbeckens aber auch des Nierengewebes.

Zystennieren treten meist doppelseitig als angeborene Fehlbildung der Nieren auf.

Als Analgetikanephropathie bezeichnet man Nierenschäden, die durch eine jahrelange missbräuchliche Einnahme großer Mengen von Schmerzmitteln (meist Kopfschmerzmittel) entstanden ist.

ALLERGISCHE KRANKHEITEN

Allergie bedeutet Überempfindlichkeit gegenüber körperfremden Substanzen (z. B. Pollen, Tierfelle, Medikamente), die an sich unschädlich sind. Sie werden als Allergen (Antigen) erkannt und mit der Bildung von gegen sie gerichteten Eiweißkörpern (Antikörper) oder Zellen (Immunzellen) beantwortet. Die Reaktion zwischen den Antigenen und ihren spezifischen Antikörpern oder Immunzellen lösen dann das entsprechende Krankheitsbild aus.

Häufige allergisch-immunologische Krankheitsbilder sind zum Beispiel:

- Heuschnupfen
- Asthma bronchiale
- Medikamentenüberempfindlichkeit
- Hämolytische Anämien
- Rheuma (rheumatoide Arthritis)
- Transplantatabstoßung

Der Nachweis der spezifischen Antikörper und Immunzellen ist heute bei den meisten dieser Erkrankungen möglich, häufig allerdings aufwendig und daher Speziallaboratorien vorbehalten.

Die häufigsten und daher praktisch wichtigsten Antikörper sind asthmaauslösende Allergene, wie beispielsweise Hausstaub, Pollen, Schimmelpilze, Tierhaare, Mehlstaub, Isozyanate u. v. a. m. Der Nachweis solcher Antikörper kann entweder durch einen Hauttest oder die Messung der Antikörper selbst erfolgen.

Am häufigsten als Hauttest angewandt wird der Pricktest: Der Pricktest wird an der Innenseite des Unterarms oder am Rücken des Patienten durchgeführt. Ein Tropfen eines käuflichen Allergenextraktes wird auf die Haut gebracht und diese durch den Tropfen hindurch mit einer kleinen Lanzette oder speziellen Nadel angestochen. Bei positiver Reaktion entwickelt sich innerhalb von 15–30 Minuten eine typische Quaddel mit rotem Hof.

Der *RAST-Test* (Radio-Allergo-Sorbent-Test) dient dem quantitativen Nachweis spezifischer IgE-Antikörper, beispielsweise gegen Gräser- oder Getreidepollen, Tierhaare, Hausstaubmilben, Nahrungsmittelallergene usw. Ebenso kann das Gesamt-IgE nachgewiesen werden. Der Referenzwert ist altersabhängig (mit dem Alter ansteigend), sollte aber 60 U/ml nicht übersteigen. Erhöhte IgE-Werte finden sich außer beim allergischen Asthma auch bei Parasitosen (Wurmerkrankungen, Echinokokkose). Der Vorteil des RAST-Tests besteht darin, dass er ungefährlich und für den Patienten nicht belastend ist, da nur wenige ml Blut benötigt werden. Der Nachteil besteht im hohen methodischen Aufwand und dem dadurch bedingten hohen Preis.

AIDS

AIDS ist die Abkürzung für *acquired immunodeficiency syndrome* (erworbenes Immundefekt-Syndrom). Es wird ausgelöst durch das HIV-Virus Typ I oder II (HIV: human immunodeficiency virus). Dieses schädigt massiv die menschlichen Abwehrzellen. Die Folgen sind:

- Infektionen mit Krankheitserregern, die bei intakter Immunabwehr keine Krankheitserscheinungen auslösen (opportunistische Infektionen)
- bestimmte Tumoren (Kaposi-Sarkom) und
- neurologische Krankheitsbilder.

Die Übertragung erfolgt auf drei Wegen:

- Ungeschützter Geschlechtsverkehr (ohne Kondom)

- direkte Übertragung von infiziertem Blut (auch von der HIV-infizierten Schwangeren auf das Kind)
- durch mehrfache Verwendung infizierter Spritzen und Nadeln (Drogenabhängige)

Da die HIV-Infektion erst nach sechs Wochen im Labor nachweisbar ist (sog. diagnostische Lücke), ist eine AIDS-Übertragung durch Blut oder Blutbestandteile nicht mit letzter Sicherheit auszuschließen. Man versucht das Problem zu lösen, indem man sog. Risikogruppen (Drogenabhängige, Prostituierte) als Blutspender ausschließt.

Da es noch keine AIDS heilenden Medikamente gibt, muss grundsätzlich mit einem tödlichen Ausgang der Erkrankung gerechnet werden. Leider steht auch noch keine wirksame Schutzimpfung zu Verfügung.

Der AIDS-Nachweis

Der HIV-Test ist grundsätzlich anders zu bewerten als jeder andere biologische Test!

Das Testergebnis »HIV positiv« stellt für den Betroffenen einen schwerwiegenden Befund dar, denn er weiß, dass er sich mit dem AIDS-Virus infiziert hat und eine große Wahrscheinlichkeit besteht, an AIDS zu erkranken und zu sterben. Eine HIV-Testung darf nur mit dem ausdrücklichen Einverständnis des Betroffenen erfolgen. Ob ein HIV-Test durchgeführt wird, muss jedesmal sorgfältig erwogen werden.

Die HIV-Testberatung umfasst zwei Gespräche:

- Das erste vor dem Test mit dem Ziel, aufzuklären, was der Test prinzipiell aussagt bzw. nicht aussagt, und was er für den, der ihn durchführen lassen will, bedeutet.
- Das zweite Gespräch dient der Mitteilung des Testergebnisses, verbunden mit einer Aufklärung über die Konsequenzen und notwendigen Verhaltensmaßregeln.

Die entscheidende Untersuchung ist der Nachweis spezifischer Antikörper gegen HIV mit der sogenannten ELISA-Technik (ELISA: *enzyme linked immunosorbent assay*) und bei positivem Ausfall durch *Bestätigungstests* mittels Immunfluoreszenz bzw. Immunoblot (Western-Blot).

Ein positiver AIDS-Test besagt zunächst nur, dass eine Infektion mit dem HIV-Virus vorliegt, nicht aber, dass bereits das Krankheitsbild AIDS vorliegt. Dies kann sich erst nach Jahren manifestieren.

Als Minimal-Diagnostik bei positivem HIV-Test sollten durchgeführt werden:

- gründliche körperliche Untersuchung,
- Differentialblutbild,
- Bestimmung der T-Helfer- (CD4) und T-Suppressor- (CD8) Zellzahl (HIV verursacht eine Verminderung und Zerstörung der T-Helferzellen)
- Testung der zellulären Immunreaktion
- Röntgenuntersuchung des Brustkorbs, Ultraschalluntersuchungen

Vorbeugende Maßnahmen:

- »Safer sex« (Kondome, Vermeidung aller ansteckungsfördernder Sexualpraktiken)

- HIV-Testung aller Blutkonserven, virussichere Blutprodukte
- Einhaltung entsprechender hygienischer Vorschriften bei medizinischem Personal
- kein Tausch von Spritzenbestecken bei Drogenabhängigen

Für alle in Medizinberufen Tätigen gilt die Faustregel : Alle Maßnahmen, die vor der Übertragung einer Hepatitis-B-Infektion schützen, schützen auch vor einer HIV-Infektion!

TUMORMARKER

Tumormarker sind im Serum nachweisbare Stoffe, die von (bösartigen) Tumoren gebildet werden. Die häufigsten Tumormarker und die Tumoren, bei denen sie jeweils nachgewiesen werden können, sind im Folgenden aufgeführt.

Leider gibt es viele falsche Vorstellungen über die Bedeutung von Tumormarkern:

- Tumormarker eignen sich nicht als Krebs-Suchtest.
- Das Fehlen eines typischen Tumormarkers schließt einen bösartigen Tumor nicht aus.
- Der Nachweis von erhöhten Tumormarkerwerten ist andererseits kein Beweis für das Vorliegen eines Tumors. Beispiel: Der Tumormarker CEA ist bei Lungenkrebs erhöht, kann aber auch bei starken Rauchern, die gesund sind, bei Bauchspeicheldrüsenentzündung oder entzündlichen Darmerkrankungen erhöht sein.

Die wesentliche Bedeutung der Bestimmung eines Tumormarkers

liegt in der Kontrolle des Behandlungserfolges (nach Chemotherapie oder Operation) und des Krankheitsverlaufes. Dazu muss der Ausgangswert bekannt sein.

Ein Patient mit einer Tumorkrankheit, der sich nach Behandlung wohlfühlt und bei dem keine Hinweise auf einen Tumor mehr bestehen, sollte sich nicht an irgendwelche Werte von Tumormarkern klammern, sondern sich über die erfolgreiche Behandlung freuen.

Die wichtigsten Tumormarker

AFP. (α-Fetoprotein)	Leber
CA 19-9	Bauchspeicheldrüse, Gallenblase, Dickdarm
CA 15-3	Brust
CA 125	Eierstock
CEA	Verdauungstrakt, Lunge, Brust
β-HCG (humanes Choriongonadotropin)	Hoden
CA 12-5	Eierstock
Ferritin	bei vielen malignen Erkrankungen, unspezifisch
NSE (Neuronenspezifische Enolase)	Lunge
PSA	Prostata
SCC (Squamous cell carcinoma)	Lunge, HNO-Bereich
T (Thyreoglobulin)	Schilddrüse
TP (Tissue polypeptide Antigen)	Lunge

SCHWANGERSCHAFTSTESTS

Das Hormon HCG (Humanes Chorion Gonadotropin) wird ab der 2. Schwangerschaftswoche in der Plazenta (»Mutterkuchen«) gebildet und ist im Serum und Harn nachzuweisen. Die meisten Schwangerschaftstests beruhen auf dem Nachweis von HCG im Urin. Der Test wird ab Werten von 80 U/l Urin positiv. HCG steigt in der 10. Schwangerschaftswoche auf 40.000 bis 230.000 U/l an.

Kennzeichen:

- Teststab wird für einige Sekunden in den Urinstrahl oder Urin im Auffangglas gehalten
- Das Testergebnis ist in 3–5 Minuten ablesbar
- Ein Kontrollfeld zeigt, ob der Test korrekt durchgeführt wurde
- Der Test wird bereits am ersten Tag des Ausbleibens der Regel positiv

Einige häufig verwendete Schwangerschaftstests sind: B-Test® Compact, Femtest®, Gravitest® oder Yes-or-No-Test®.

Der Schwangerschaftstest kann auch bei drohender Fehlgeburt oder Eileiterschwangerschaft positiv sein. Ein positiver Test sollte umgehend vom Frauenarzt kontrolliert werden!

LABORWERTE VON A–Z

▲ steht für erhöhte Werte
▼ steht für erniedrigte Werte

- **ACTH (Adrenokortikotropes Hormon)**
  Funktion: Hormon des Hypophysenvorderlappens, das die Nebennierenrinde stimuliert.
  Bedeutung:
  ▲ ACTH-produzierendes Adenom (gutartige Geschwulst) der Nebennierenrinde (NNR) (M. Cushing), NNR-Insuffizienz
  ▼ Hypothalamus- oder Hypophysenvorderlappen-Insuffizienz
  Untersuchungsmaterial: 2–3 ml EDTA-Blut (mit EDTA zur Hemmung der Blutgerinnung versetztes Blut), eisgekühlt, sofort ins Labor
  Referenzwert: abhängig von Methode und Tageszeit

- **AFP (Alpha-Fetoprotein, α-Fetoprotein)**
  Funktion: vom Embryo gebildetes Protein, das beim Erwachsenen nur in geringen Mengen vorkommt. Es ist ab der 4. Schwangerschaftswoche in Fruchtwasser und Blut der Mutter nachweisbar.
  Bedeutung: ▲ gilt als Tumormarker für Leberkrebs, Hoden- und Eierstocktumoren. Kann gering erhöht sein bei Leberzirrhose, gutartigen Lebertumoren, Rauchern und Schwangeren.
  Untersuchungsmaterial: 2–3 ml Serum
  Referenzwert: < 10 µg/l

- **Albumin**
  Funktion: Mengenmäßig wichtigstes Bluteiweiß
  Bedeutung: ▼ Hypoproteinämie (Eiweißmangel im Blut), bei Leber- oder Nierenschäden und Verbrennungen

Untersuchungsmaterialien: 2 ml Serum, Sammelurin, 1 ml Liquor
Referenzwert: Serum: 3,9–5,3 g/dl, bzw. 57,0–58,0 % des Serumeinweißes; Urin: 30 mg/l; Liquor: 10–30 mg/dl

- **Alkalische Phosphatase (AP)**

Funktion: Enzym, besonders wichtig für Knochen, Leber, Gallenwege sowie Dünndarmschleimhaut
Bedeutung:
Leber-Galle: Hepatitis, Leberzirrhose, Gallestau (Cholestase)
Knochen: Knochenmetastasen und -tumoren, Nebenschilddrüsenüberfunktion, Plasmozytom, Knochenbrüche
Untersuchungsmaterial: 1–2 ml Serum/Plasma
Referenzwerte: bei Männern 50–190 U/l, Frauen 40–190 U/l, Kinder bis 400 U/l, Jugendliche bis 300 U/l

- **Aldosteron**

Funktion: in der Nebennierenrinde gebildetes Hormon, spielt für die Regulierung des Elektrolyt- und Wasserhaushaltes eine bedeutsame Rolle.
Bedeutung: Werte bei NNR- und Nierenkrankheiten verändert, Nachweis wichtig für Abklärung des Bluthochdrucks.
Untersuchungsmaterialien: Serum, 24-Std.-Urin
Referenzwert: abhängig von Methode und Tageszeit

- **Ammoniak**

Funktion: entsteht beim bakteriellen Eiweißabbau im Darm; wird in der Leber zu Harnstoff abgebaut.
Bedeutung: Bei fortgeschrittener Leberzirrhose führt die Erhöhung im Serum zu Bewusstseinseintrübung (Leberkoma).
Untersuchungsmaterial: Serum
Referenzwert: 9–33 mmol/l

- **AMA (Antimitochondriale Antikörper)**
  Funktion: gehören zu den Autoantikörpern
  Bedeutung: in fast 100 % aller Fälle eine Sonderform der Leberzirrhose (primär biliäre Zirrhose) nachweisbar, ferner bei Lupus erythematodes
  Untersuchungsmaterial: 1–2 ml Serum

- **Amylase (–Amylase)**
  Funktion: Stärke spaltendes Enzym, das in Speichel und Bauchspeicheldrüsensaft vorkommt
  Bedeutung: bei akuter Bauchspeicheldrüsenentzündung; ferner bei Speicheldrüsen- und vielen akuten Erkrankungen von Bauchorganen
  Untersuchungsmaterial: 1–2 ml Serum/Plasma
  Referenzwert: Serum bis 120 U/l, Urin: bis 560 U/l

- **ANA (Antinukleäre Antikörper, Antinukleäre Faktoren, ANF)**
  Funktion: gegen Zellkern gerichtete Autoantikörper
  Bedeutung: nachweisbar bei vielen rheumatischen Erkrankungen, chronischer Hepatitis und diversen Lebererkrankungen
  Untersuchungsmaterial: 1–2 ml Serum/Plasma

- **AT III (Antithrombin III)**
  Funktion: Gerinnungsfaktor, der den normalen Gerinnungsablauf steuert (Gegenspieler des Thrombins)
  Bedeutung:
  ↓ bei angeborenem AT III-Mangel (erhöhtes Thromboserisiko), Leberschäden, Gerinnungsstörungen, Einnahme der »Pille«
  Untersuchungsmaterial: Plasma (Zitratblut)
  Referenzwert: 80–120 % vom »Normalplasma«, 10–14 U/l

Bilirubin im Blut

Funktion: Indirektes B. entsteht durch Abbau des roten Blutfarbstoffes Hämoglobin, wird im Blut an Albumin gebunden transportiert und kann nicht in Harn oder Galle ausgeschieden werden. Direktes B. wird in der Leber an Glukuronsäure gebunden, ist wasserlöslich und kann über Galle und Harn ausgeschieden werden. Gesamtbilirubin: direktes + indirektes Bilirubin.

Bedeutung:

↑ (indirektes B.): bei Hämolyse, z. B., hämolytischer Anämie

↑ (direktes B.):

- bei Lebererkrankungen: Hepatitis, Leberzirrhose
- durch Cholestase (Gallestau)
- durch Medikamente, wie z. B. Östrogene u. v. a.

Untersuchungsmaterial: 1–2 ml Serum

Referenzwerte: Gesamt-Bilirubin bei Erwachsenen: 0,2–1,3 mg/dl; Neugeborene: 2.–5. Tag: bis 10 mg/dl. Direktes Bilirubin bis 0,3 mg/dl.

Bilirubin im Urin

Untersuchungsmaterial: 5 ml Sammelurin

Referenzwert: normalerweise nicht im Urin vorhanden

Positiv: Erkrankungen mit erhöhtem direktem Bilirubin (Leberschäden, Cholestase)

Blutgasanalyse (BGA)

Bedeutung: Beurteilung von Atmung, Nierenfunktion und Stoffwechsel. Kontrolle bei beatmeten Patienten

Untersuchungsmaterial: arterielles Blut oder arterialisiertes Kapillarblut

Referenzwerte:

pH-Wert:	7,36–7,44

paO_2 (arterieller Sauerstoffdruck):	85 mm Hg (20 J.) 70 mm Hg (70 J.)
$paCO_2$ (arterieller Kohlendioxiddruck):	40 ± 5 mm Hg
Bikarbonat (HCO_3-):	22 bis 26 mmol/l
BE (Basenüberschuss):	–2 bis +2 mmol/l

- **Blutgruppen: s. Text**

- **Blutkörperchensenkungsgeschwindigkeit (BSG, BKS, BSR)**

Bedeutung: Messung der Sedimentationsgeschwindigkeit der roten Blutkörperchen in einer Zitrat-Vollblutprobe, d. h. es wird gemessen, wie schnell sich die Blutkörperchen in ungerinnbar gemachtem Blut unten absetzen.
Basisdiagnostik bei Frage nach Entzündungen, bösartigen und rheumatischen Erkrankungen. Eine beschleunigte BSG ist daher immer ein vieldeutiger Befund, der nur im Zusammenhang mit klinischen Befunden interpretiert werden kann.
BSG physiologisch beschleunigt: 4. Schwangerschaftsmonat bis 7 Wochen nach der Entbindung
BSG beschleunigt:

Anämien
entzündliche Prozesse
Infektionen
rheumatische Erkrankungen
bösartige Tumoren
Bluteiweißmangel

BSG extrem beschleunigt (> 100 mm/1. Stunde, sog. Sturzsenkung) bei Plasmozytom
Untersuchungsmaterial: 2 ml Zitratblut (0,4 ml Zitrat + 1,6 ml Blut)

Referenzwerte: Frauen: 5–15 mm/1. Stunde; Männer: 3–10 mm/ 1. Stunde (der früher angegebene Wert für die 2. Stunde ist entbehrlich)

- **Chlorid (Cl^-)**

Funktion: bezeichnet die Gesamtheit des überwiegend als freies Chlorid-Ion (Cl^-) im Körper enthaltenen Chlors; Bestandteil der Magensalzsäure; lebenswichtiges Elektrolyt für Wasserhaushalt, Nierenfunktion, Säure-Basen-Gleichgewicht; häufig gleichsinnig wie Natrium verändert.
Bedeutung: Hinweis auf Störungen des Wasser- und Elektrolythaushaltes
Untersuchungsmaterial: 1–2 ml Serum/Plasma, 5 ml Sammelurin
Referenzwert: Serum: 97–108 mmol/l (= mval/l), Urin: abhängig von Serum

- **Cholesterin (s. a. HDL- und LDL-Cholesterin)**

Funktion: lebenswichtiger Bestandteil der Zellhüllen, unerlässlich für die Produktion verschiedener Hormone und für Gallensäuren; wird bei Arteriosklerose in der Gefäßwand abgelagert, kann dort zur Anhaftung von Blutgerinnseln und Verlegung des Gefäßes führen.
Anmerkung: Bedeutung eng gekoppelt mit gleichzeitigem Vorliegen eines oder mehrerer Risikofaktoren wie Bluthochdruck, Diabetes oder Rauchen. Ein Cholesterinwert bei einem »Gesunden« von 250 mg/dl kann noch als »normal« gelten, ist aber beim Vorliegen von Risikofaktoren bereits pathologisch.
Bedeutung: ↑ bei

- Fettstoffwechselstörungen
- Zuckerkrankheit

- Fehlernährung
- Schilddrüsenunterfunktion
- Nierenkrankheiten (nephrotisches Syndrom)

Untersuchungsmaterial: 1–2 ml Plasma/Serum
Referenzwert: < 240 mg/dl. Angaben schwankend: von < 200 bis < 260 mg/dl.

Cortisol

Funktion: lebensnotwendiges Hormon, das Mineral- und Wasserhaushalt sowie die Zuckerbildung aus Eiweiß steuert und entzündungshemmend wirkt (daher als Medikament zur Entzündungshemmung eingesetzt, beispielsweise bei entzündlichem Rheumatismus)
Bedeutung:
↑ bei NNR-Überfunktion (Morbus Cushing), Stress, körperlicher Belastung
↓ bei NNR-Unterfunktion (Morbus Addison)
Untersuchungsmaterial: 2–3 ml EDTA-Blut, sofort ins Labor
Referenzwert: tageszeitlich abhängig: morgens um 8 Uhr 5–25 µg/dl, um 24 Uhr bis 5µg/dl.

C-reaktives Protein (CRP)

Funktion: sog. »Akute-Phase-Protein«, das in der Leber gebildet wird und sich an Krankheitserreger anheftet
Bedeutung: ↑ bei

- bakteriellen Infektionen
- rheumatischen Erkrankungen
- Gewebszerstörung
- Tumoren

Untersuchungsmaterial: 3–5 ml Serum/Plasma
Referenzwert: < 8,2 mg/l

- **Drogenscreening**
  Funktion: diagnostischer Suchtest bei Verdacht auf Drogeneinnahme und unklaren Vergiftungen
  Bedeutung: Es werden im Urin folgende Drogen erfasst:
  Metadon
  Bezodiazepine (z. B. Valium®)
  Cocain
  Amphetamine (Weckmittel)
  Opiate
  Barbiturate
  Tetrahydrocannabiol (»Haschisch«)
  Antidepressiva
  Untersuchungsmaterial: Urin
  Referenzwerte: alle negativ

- **Eisen**
  Funktion: Als Bestandteil des Hämoglobins der roten Blutkörperchen dient es dem Sauerstofftransport.
  Bedeutung:
  ↓ chronische Blutverluste, ungenügende Zufuhr in der Nahrung (selten), Resorptionsstörung (ungenügende Aufnahme aus dem Darm), Infekte (Eisenabwanderung ins RES)
  ↑ Hämolyse (Zerfall von roten Blutkörperchen), Leberentzündung, Eisen-Stoffwechselstörungen (Hämochromatose)
  Untersuchungsmaterial: 1–2 ml Serum (hämolysefrei)
  Referenzwerte: Frauen 37–145 µg/dl, Männer 59–158 µg/dl.

- **Eiweißelektrophorese**
  Funktion: wichtig für Flüssigkeitsaustausch zwischen Blutgefäßen und Geweben, Transport von Substanzen (z. B. Eisen, Medikamente) im Blut, Abwehrfunktion

Bedeutung: Veränderungen bei Leber-, Nieren- und Blutkrankheiten (z. B. Plasmozytom)
Untersuchungsmaterial: 2–5 ml Serum
Referenzwerte:

Gesamteiweiß	6,5–8,5 g/dl	
Albumin	3,9–5,3 g/dl	57,0–68,0 %
α_1-Globuline	0,1–0,3 g/dl	2,0–4,5 %
α_2-Globuline	0,3–0,7 g/dl	5,0–9,0 %
β-Globuline	0,5–1,0 g/dl	9,0–13,0 %
γ-Globuline	0,9–1,6 g/dl	10,0–20,0 %

- **Erythrozyten (rote Blutkörperchen)**
Funktion: Sauerstofftransport
Bedeutung:
↓ bei allen Anämieformen, nach akuter Blutung
↑ nach Flüssigkeitsverlusten, bei Polyglobulie und Polyzythämie
Untersuchungsmaterial: 2ml EDTA-Blut
Referenzwerte: Frauen: 4,1–5,4 Mio/µl,
Männer: 4,5–6,0 Mio/µl

- **Erythrozyten-Indizes**
Funktion: beschreiben Hämoglobingehalt und Größe der roten Blutkörperchen;
MCV = mittleres korpuskuläres Volumen; zeigt, ob Erythrozyten (Erys) normal, zu groß oder zu klein sind. Ferner: MCV gilt als »Spion«, da bei chronisch übermäßigem Alkoholkonsum fast immer erhöht!
MCH = mittleres korpuskuläres Hämoglobin = mittlerer Hämoglobingehalt des einzelnen Erythrozyten
MCHC = mittlere korpuskuläre Hämoglobinkonzentration; zeigt, ob die Erys im Verhältnis zu ihrer Größe viel oder wenig Hämo-

globin enthalten.

Bedeutung: wichtig für die Diagnose von Anämien und anderen Blutkrankheiten

Untersuchungsmaterial: 2 ml EDTA-Blut

Referenzwerte:

MCV:	77–91 f/l
MCH:	26–32 pg
MCHC:	32–36 g/dl

- **Ferritin**

Funktion: eisenspeicherndes Eiweiß

Bedeutung: spiegelt Gesamteisengehalt des Organismus wider

⬇ Eisenmangel

⬆ Eisenüberladung (Eisenspeicherkrankheit, nach Bluttransfusionen), bei vielen Tumoren (unspezifischer Tumormarker)

Untersuchungsmaterial: 1–2 ml Serum/Plasma

Referenzwert: 10–250 ng/ml

- **Fibrinogen**

Funktion: wichtiger Blutgerinnungsfaktor, wird von Thrombin zu Fibrin umgewandelt

Bedeutung:

⬇ Lebererkrankung, Blutgerinnungsstörungen, Fibrinolysetherapie (Gerinnsel auflösende Behandlung)

⬆ postoperativ, nach Trauma, Akute-Phase-Protein (ähnlich wie CRP)

Untersuchungsmaterial: 2–3 ml Zitratblut

Referenzwert: 150–400 mg/dl

Glukose im Blut

Funktion: wichtigster Ernergieträger des Körpers, zentrale Substanz im Zuckerstoffwechsel

Bedeutung:

↑ Hyperglykämie = Zuckerkrankheit, akuter Herzinfarkt, NNR-Überfunktion, Medikamente (Kortison, Diuretika, »Pille«)

↓ Hypoglykämie = Hunger, Überdosierung von Antidiabetika, insulinproduzierende Tumoren (Insulinome), Alkohol

Untersuchungsmaterial: 1–2 ml Serum/Plasma oder Kapillarblut

Referenzwert (nüchtern): 75–115 mg/dl (49–97µmol/l)

Glukose im Urin

Bedeutung: Diagnose und (Selbst-)Kontrolle des Diabetes mellitus Vermehrte Ausscheidung (Glukosurie) bei Diabetes mellitus und anderen Hyperglykämien (»Nierenschwelle« im Blut liegt bei 180 mg/dl), Nierenerkrankungen, Schwangerschaft

Untersuchungsmaterial: 5 ml Urin

Referenzwert: ≤ 15 mg/dl (0,84 mmol/l)

GOT (Glutamat-Oxalazetat-Transaminase, ASAT)

Funktion: wichtiges Enzym im Kohlenhydrat- und Aminosäurenstoffwechsel, vorhanden in Leber, Muskel, Herzmuskel und Nieren; tritt bei Zellschädigung dieser Organe ins Blut über

Bedeutung:

Erhöht beim akuten Herzinfarkt (nach 4 Std., Maximum nach 16–48 Std.),Herzoperationen, Hepatitis, Leberzirrhose, Verschlussikterus, toxische Leberschädigung (z. B. Alkohol, Pilzvergiftung)

Untersuchungsmaterial: 1–2ml Serum/Plasma

Referenzwert: 5–15 U/l

- **GPT (Glutamat-Pyruvat-Transaminase, ALAT)**
  Funktion: wichtiges Enzym im Aminosäurenstoffwechsel, vor allem in der Leber enthalten
  Bedeutung: Erhöht bei akuter und chronischer Hepatitis, Leberzirrhose, Verschlussikterus, toxischer Leberschädigung
  Untersuchungsmaterial: 1–2 ml Serum/Plasma
  Referenzwert: 5–19 U/l

- **-GT (-Glutamyl-Transferase)**
  Funktion: wichtiges Enzym im Aminosäurenstoffwechsel, vor allem in der Leber und den Gallenwegen gebildet
  Bedeutung: erhöht als »Leitenzym« bei Gallestau (Cholestase) und Alkoholmissbrauch; mäßig erhöht bei Hepatitis, Leberzirrhose und Lebermetastasen
  Untersuchungsmaterial: 1–2 ml Serum/Plasma
  Referenzwert: 4–18 U/l

- **Hämatokrit**
  Funktion: beschreibt das Verhältnis von festen (Blutkörperchen, Blutplättchen) und flüssigen Bestandteilen des Blutes
  Bedeutung: gibt Hinweise auf Verschiebung dieses Verhältnisses.
  ↑ bei Flüssigkeitsmangel, Polyglobulie und Polyzythämie
  ↓ bei Anämien und Überwässerung
  Untersuchungsmaterial: 2 ml EDTA-Blut
  Referenzwert: 36–46 %

- **Hämoglobin (Hb)**
  Funktion: roter Blutfarbstoff, Sauerstoffbindung und -transport. HbF = Hb des Neugeborenen (fetales Hb), HbA = Hb des Erwachsenen (A für adult)
  Bedeutung: ↓ Anämien, Überwässerung

↑ Flüssigkeitsmangel, Polyglobulie, Polyzythämie
Untersuchungsmaterial: 2 ml EDTA-Blut
Referenzwert: 12,0–16,0 g/dl

HbA_{1c} (Glykolysiertes Hämoglobin, Glykohämoglobin)

Funktion: Maß für die Serumglukosekonzentration der letzten 4–8 Wochen
Bedeutung: erlaubt Beurteilung der Diabeteseinstellung in diesem Zeitraum (»Spion des Zuckerkranken«); erhöht bei allen Formen langanhaltender Hyperglykämien. Wert kann bei Fettstoffwechselstörungen und Niereninsuffizienz aus methodischen Gründen fälschlich erhöht sein.
Untersuchungsmaterial: 2–3 ml EDTA-Blut
Referenzwert: 3–6 %

Harnsäure

Funktion: Endprodukt des Purinstoffwechsels, Ausscheidung über die Nieren
Bedeutung: bei Gicht, Leukämien (verstärkter Zellabbau), Niereninsuffizienz, Zuckerkrankheit, Fasten, Alkohol, verschiedenen Medikamenten
Untersuchungsmaterial: 1–2 ml Serum/Plasma, 1 ml Punktat (Gelenkflüssigkeit), 5 ml Sammelurin
Referenzwert: Frauen bis 7,0 mg/dl, Männer: bis 8,0 mg/dl

Harnstoff

Funktion: harnpflichtiges Endprodukt des Eiweißabbaus in der Leber
Bedeutung: bei allen Ursachen, die zu einer Kreatininerhöhung führen, erhöhter Eiweißabbau (Fieber, große Verletzungen, Verbrennungen, Blutungen)

Untersuchungsmaterial: 1–2 ml Serum/Plasma
Referenzwert: 20–50 mg/dl

- **HDL-Cholesterin**
  Funktion: sog. »gutes Cholesterin« (high densitiy lipoprotein = Lipoprotein hoher Dichte); HDL schützt vor Arteriosklerose und Herzinfarkt (transportiert überschüssiges Cholesterin zur Leber).
  Bedeutung: Abschätzung des Arterioskleroserisikos
  Mäßiges Risiko: Frauen: < 55 mg/dl, Männer: < 65 mg/l
  Hohes Risiko: Frauen: < 35 mg/dl, Männer: < 45 mg/dl
  Untersuchungsmaterial: 1–2 ml Serum/Plasma (Nüchternblut)
  Referenzwert: Frauen: > 55 mg/dl, Männer: > 65 mg/dl

- **Hepatitisviren:** s. Kapitel Leber- und Galleerkrankungen

- **HIV (Human Immunodeficiency Virus):** s. Kapitel AIDS

- **HLA (Humanes Leukozytenantigen)**
  Funktion: Oberflächenantigene der weißen Blutkörperchen; ein ähnlich unverwechselbares System wie das Blutgruppensystem
  Bedeutung: HLA-System von Spender und Empfänger muss bei Knochenmarksübertragung so ähnlich wie möglich sein
  Untersuchungsmaterial: Serum und Knochenmark

- **Kalium (K^+)**
  Funktion: wichtiges Elektrolyt (= Substanz in wässriger Lösung, Mineralstoff) für Nerven- und Muskeltätigkeit
  Bedeutung:
  ↓ bei vermehrter Ausscheidung über die Nieren (z. B. Diuretika) oder Verluste über den Magendarmtrakt (Erbrechen, Abführmittel, Durchfälle)

↑ verminderte Ausscheidung über die Nieren (bei Niereninsuffizienz), Medikamente, (z. B. ACE-Hemmer), Hämolyse, NNR-Insuffizienz
Untersuchungsmaterial: 1–2 ml Serum/Plasma (hämolysefrei)
Referenzwert: 3,6–5,2 mmol/l

- **Kalzium (Ca_2^{+})**
Funktion: wichtiger Mineralstoff für Knochen- und Zahnaufbau, unerlässlich für das Zusammenspiel von Nerven und Muskulatur
Bedeutung:
↓ bei Nebenschilddrüsenunterfunktion, Bauchspeicheldrüsenentzündung, Medikamenten (z. B. Diuretika)
↑ Nebenschilddrüsenüberfunktion, Tumoren, Vitamin-D-Überdosierung
Untersuchungsmaterial: 1–2 ml Serum/Plasma
Referenzwert: 4,4–5,5 mval/l

- **Kreatinin**
Funktion: harnpflichtiges Endprodukt des Muskelstoffwechsels
Bedeutung: ↑ bei Niereninsuffizienz (aber erst, wenn Nierenfunktion um mehr als 50 % abgenommen hat!), akutem Muskelzerfall (Trauma, Verbrennungen)
Untersuchungsmaterial: 1–2 ml Serum/Plasma
Referenzwert: 0,6–0,9 mg/dl

- **Kreatinphosphokinase (Kreatinkinase, CK, CK-MB)**
Funktion: wichtiges Enzym für die Muskulatur (Herzmuskel, Skelettmuskel). CK-MB stammt aus dem Herzmuskel.
Bedeutung:
↑ bei akutem Herzinfarkt nach 4–8 Stunden, dabei CK-MB immer weit über 10 % der CK (ferner nach Herzoperationen, Herz-

massage und bei Herzmuskelentzündung);
CK-Erhöhung ohne Erhöhung der CK-MB nach schwerer körperlicher Anstrengung, Operationen, Verletzungen, Muskelentzündung, intensiven Massagen.
Untersuchungsmaterial: 1–2ml Serum/Plasma.
Referenzwert: CK: Frauen: 10–70 U/l, Männer: 10–80 U/l
CK-MB: bis zu 10 % der CK

LDH (Laktatdehydrogenase)

Funktion: wichtiges Enzym im Herzen, Muskulatur, Erythrozyten
Bedeutung: Verlaufskontrolle des Herzinfarktes, ferner erhöht bei Hämolyse, Leber- und Muskelschädigung, Tumoren
Untersuchungsmaterial: 1–2 ml Serum/Plasma
Referenzwert: 80–240 U/l

Lipase

Funktion: Triglyceride spaltendes Enzym der Bauchspeicheldrüse
Bedeutung: ↑ bei Entzündungen der Bauchspeicheldrüse; Amylase und Lipase sind die wichtigsten Laborwerte zur Beurteilung einer akuten Bauchspeicheldrüsenentzündung (= Pankreatitis). Leichte Erhöhung auch bei Niereninsuffizienz.
Untersuchungsmaterial: 1–2 ml Serum/Plasma
Referenzwert: < 200 U/l

Lymphozyten

Funktion: zwei Gruppen von weißen Blutkörperchen:

- B-Lymphozyten produzieren Immunglobuline,
- T-Lymphozyten spielen eine Rolle bei Infektabwehr, Allergien, immunologischen Prozessen, Abstoßung von Transplantaten. T-Helferzellen unterstützen und T-Suppressorzellen unterdrücken die Infektabwehr.

Bedeutung: Beurteilung der Abwehrreaktion des Körpers, wichtige Bestimmung bei AIDS
Untersuchungsmaterial: 2 ml EDTA-Blut (Differentialblutbild)
Referenzwerte: 21–51 % der weißen Blutkörperchen,

T-Zellen insgesamt	750–1350/µl
T-Helferzellen	500–900/µl
T-Suppressorzellen	220–580/µl

T-Helfer/T-Suppressorzellen-Quotient > 2

● Magnesium (Mg_2^+)

Funktion: wichtiges Mengenelement für die Muskelfunktion
Bedeutung:
▼ kann Herzrhythmusstörungen und Muskelkrämpfe verursachen
▲ bei Niereninsuffizienz und Überdosierung mit magnesiumhaltigen Medikamenten (magensäurebindende Medikamente)
Untersuchungsmaterial: 1–2 ml Serum/Plasma
Referenzwert: 1,6–2,6 mg/dl

● Natrium (Na^+)

Funktion: wichtigstes Mengenelement in den Flüssigkeiten außerhalb der Zellen, spielt große Rolle in der Regulation des Wasser- und Elektrolythaushaltes.
Bedeutung:
▲ bei Durchfall, Fieber, zu geringer Flüssigkeitszufuhr
▼ Erbrechen, Verlust von Magensaft, Herz- und Niereninsuffizienz, Entwässerungsmittel
Untersuchungsmaterial: 1–2 ml Serum/Plasma
Referenzwert: 135–150 mmol/l

Östradiol

Funktion: Geschlechtshormon in den Eierstöcken, während der Schwangerschaft auch im Mutterkuchen gebildetes Hormon
Bedeutung: Beurteilung der Eierstockfunktion, Hinweis auf Eierstocktumoren
Untersuchungsmaterial: 1–2 ml Serum
Referenzwerte: zwischen 38–508 pg/ml je nach Phase des Monatszyklus; nach der Menopause < 10 pg/ml

Phosphat

Funktion: Mengenelement; in Zellmembranen, Knochen und Zähnen enthalten, wichtig für Säure-Basen-Regulierung im Blut
Bedeutung: ↑ Niereninsuffizienz, Nebenschilddrüsenunterfunktion, Knochentumoren, Metastasen
↓ Knochenerkrankungen, Nebenschilddrüsenüberfunktion
Untersuchungsmaterial: 1–2 ml Serum/Plasma
Referenzwert: 2,6–4,5 mg/dl

PSA (Prostataspezifisches Antigen)

Funktion: Tumormarker des Prostatakarzinoms
Bedeutung: ↑ Prostataadenom (< 10 mg /l) und -karzinom
Untersuchungsmaterial: 1–2 ml Serum/Plasma
Referenzwert: < 4 µg/l

Quick (Thromboplastinzeit)

Funktion: Suchtest bei Blugerinnungsstörungen, Kontrolle der Antikoagulantientherapie (Marcumar®)
Bedeutung: ↓ verschiedene Blutgerinnungsstörungen, Lebererkrankungen, Marcumartherapie®
Untersuchungsmaterial: 5 ml Zitratblut
Referenzwert: 70–100 %

- **Rheumafaktor**

  Funktion: gegen das körpereigene Immunglobulin G gerichteter Autoantikörper

  Bedeutung: ↑ (bzw. positiv) bei entzündlichem Rheumatismus (rheumatoide Arthritis) und Kollagenosen (Autoimmunkrankheiten mit Befall des Bindegewebes)

  Untersuchungsmaterial: 1–2 ml Plasma

  Referenzwert: < 20 U/ml oder je nach Methode negativ

- **Testosteron**

  Funktion: männliches Sexualhormon; gebildet im Hoden, aber auch in Eierstock, Leber und Nebennierenrinde

  Bedeutung: Bestimmung bei Männern bei Potenzstörungen und Unfruchtbarkeit; bei Frauen, die körperliche Zeichen der Vermännlichung (Virilisierung) aufweisen, z. B. durch testosteronbildende Eierstocktumoren.

  Untersuchungsmaterial: 1–2 ml Serum/Plasma

  Referenzwert: bis 10 µg/l bei Männern; bei Frauen bis 1 µg/l

- **Thrombozyten (Blutplättchen)**

  Funktion: spielen wichtige Rolle bei der Blutgerinnung

  Bedeutung:

  ↓ bei verschiedenen Formen von Blutgerinnungsstörungen, Leberzirrhose, Milzvergrößerung, Leukämien, nach Chemotherapie, Alkoholmissbrauch

  ↑ Myeloproliferative (knochenmarksschädigende) Erkrankungen, nach Milzentfernung

  Untersuchungsmaterial: 2 ml EDTA-Blut

  Referenzwert: 160.000 – 340.000 /µl

- **Thyroxin (T4), freies Thyroxin (FT4)**

  Funktion: Schilddrüsenhormon, beschleunigt Stoffwechsel, fördert Entwicklung und Wachstum des Kindes

  Bedeutung:

  ↑ bei Schilddrüsenüberfunktion

  ↓ bei Schilddrüsenunterfunktion, z. B. nach operativer Entfernung von größeren Schilddrüsenanteilen, zu hohe Gabe von Medikamenten (Thyreostatika)

  Untersuchungsmaterial: 1–2 ml Serum/Plasma

  Referenzwerte:

  T4: 45–115 µg /l

  FT4: 1,0–2,5 ng/dl

- **Transferrin**

  Funktion: Eiweißkörper, der im Serum Eisen transportiert

  Bedeutung:

  ↑ bei Eisenmangel

  ↓ bei Infekten, Tumoren, Transferrinmangel

  Untersuchungsmaterial: 1–2 ml Serum/Plasma

  Referenzwert: 2–4 g/l

- **Triglyceride**

  Funktion: eines der Hauptblutfette, dient als Energieträger und -speicher, besteht aus Glycerin und drei Fettsäuren

  Bedeutung:

  ↑ bei Fettstoffwechselstörungen, Diabetes mellitus, Fehlernährung, Fettleber, Alkoholmissbrauch, Schilddrüsenunterfunktion

  Untersuchungsmaterial: 1–2 ml Serum/Plasma

  Referenzwert: < 200 mg/dl

Trijodthyronin, freies Trijodthyronin (FT3)

Funktion: s. Thyroxin (T4)

Bedeutung: s. Thyroxin (T4)

Untersuchungsmaterial: 1–2 ml Serum/Plasma

Referenzwerte:

T3: 0,9–1,8 µg /l

FT3: 1,7–5,5 pg/ml

Thyreoidea stimulierendes Hormon (TSH)

Funktion: Hypophysenvorderlappenhormon, das die Schilddrüse und damit die Bildung von T3 und T4 stimuliert

Bedeutung:

↑ bei primärer Schilddrüsenunterfunktion; Suchtest bei Neugeborenen auf angeborene Schilddrüsenunterfunktion

↓ bei Schilddrüsenüberfunktion, Schilddrüsenhormonüberdosierung

Untersuchungsmaterial: 1–2 ml Serum/Plasma

Referenzwert: 0,3–4,3 U/l (basal)

Vitamine

Funktion: Vitamine sind lebensnotwendige (»Vita-«=Leben), stickstoffhaltige (»-amin«) Nahrungsbestandteile. Der Tagesbedarf beträgt nur wenige mg.

Bei zu geringer Zufuhr treten Mangelerscheinungen auf:

Hypovitaminose = leichte Mangelerscheinungen

Avitaminose = schwere Mangelerscheinungen

Die fettlöslichen Vitamine werden vorwiegend in der Leber gespeichert. Bei Überdosierung kann es zu schweren Krankheitsbildern kommen (Hypervitaminose), besonders bei Vitamin A und D. Fettlösliche Vitamine sind A, E, D, K.

Wasserlösliche Vitamine (B_1, B_{12}, Folsäure) werden über die Nieren ausgeschieden und verursachen daher keine Hypervitaminose.

Vitamin A (Retinol): Wichtig für Sehvorgang, Haut, Schleimhäute. Tagesbedarf: 1,0–1,5 mg. Vorkommen: Leber, Fischöl, Milch, Milchprodukte, Eier, Spinat.

Vitamin D (Calciferol): Kalzium-, Phosphat- und Knochenstoffwechsel. Tagesbedarf: 0,05 mg. Vorkommen: Leber, Fischöl, Milch, Milchprodukte, Eier.

Vitamin E (Tocopherol): schützt Zellmembranen. Tagesbedarf: 15 mg (geschätzt). Vorkommen: Pflanzenöle, Blattgemüse, Leber, Milch, Milchprodukte, Eier.

Vitamin K (Phyllochinon): wichtig für Blutgerinnung. Tagesbedarf 1 mg. Vorkommen: grüne Gemüse, Kohl, Eier, Leber.

Vitamin B_1 (Thiamin): Einfluss auf Abbau von Kohlehydraten, Nerventätigkeit. Tagesbedarf: bis 75 nmol/l. Vorkommen: Vollgetreide, Hefe, Schweinefleisch, Nüsse, Gemüse, Milch, Kartoffel, Leber.

Vitamin B_{12} (Cobalamin): Aufbau der roten Blutkörperchen. Tagesbedarf: 5–10 µg. Vorkommen: Milch, Milchprodukte, Leber, Spinat, Blumenkohl. Vitamin-B_{12}-Mangel führt zu schwerer Anämie (Perniziosa) und Nervenstörung.

Folsäure (Vitamin B_c): Aufbau der roten Blutkörperchen. Tagesbedarf: 300 µg. Vorkommen: Blattgemüse, Kohl.

Vitamin C (Ascorbinsäure): Zellstoffwechsel, Wundheilung, Abwehrkraft. Tagesbedarf: 75 mg. Vorkommen: frisches Obst, Gemüse.

ANHANG

Liste der verwendeten Abkürzungen

g	Gramm		l	Liter	
mg	Milligramm	10^{-3} g	dl	Deziliter	10^{-1} l
µg	Mikrogramm	10^{-6} g	ml	Milliliter	10^{-3} l
ng	Nanogramm	10^{-9} g	nl	Nanoliter	10^{-9} l
pg	Pikogramm	10^{-12} g	pl	Pikoliter	10^{-12} l
mm	Millimeter	10^{-3} m	mol	Mol (Einheit für Stoffmenge)	
µm	Mikrometer	10^{-6} m	µmol	Mikromol	10^{-6} mol
			nmol	Nanomol	10^{-9} mol
			pmol	Pikomol	10^{-12} mol
			mmol (=mval)	Millimol	10^{-3} mol

U	Units (Einheit für Enzymwerte)	
mU	Milli-Units	10^{-3} U
IU	Internationale Units	

NNR Nebennierenrinde

Antigen: körperfremder Stoff

Antikörper: körpereigener Eiweißstoff, der als Reaktion auf ein Antigen gebildet wird und dieses abwehrt.

Autoantikörper: richten sich gegen körpereigene Stoffe, die vom Körper nicht als »körpereigen« akzeptiert werden.

Enzyme: für den Stoffwechsel notwendige Proteine (Eiweißkörper), die alle biochemischen Vorgänge im Körper steuern und beschleunigen.

REGISTER